90后做妈妈

陪老婆
一起怀孕

北京协和医院妇产科主任医师、教授
国家卫计委围产营养项目组专家

马良坤 编著

中国轻工业出版社

图书在版编目（CIP）数据

陪老婆一起怀孕 / 马良坤编著. — 北京：中国轻工业出版社，2020.7

（90后做妈妈）

ISBN 978-7-5184-2932-5

Ⅰ. ①陪… Ⅱ. ①马… Ⅲ. ①妊娠期—妇幼保健—基本知识 Ⅳ. ①R715.3

中国版本图书馆CIP数据核字（2020）第041597号

责任编辑：罗雅琼　　策划编辑：朱启铭　　责任终审：李建华
封面设计：奇文云海　　版式设计：刘　涛　　责任监印：张京华

出版发行：中国轻工业出版社（北京东长安街6号，邮编：100740）

印　　刷：北京博海升彩色印刷有限公司

经　　销：各地新华书店

版　　次：2020年7月第1版第1次印刷

开　　本：787×1092　1/16　印张：13

字　　数：130千字

书　　号：ISBN 978-7-5184-2932-5　　定价：48.00元

邮购电话：010-65241695

发行电话：010-85119835　　传真：85113293

网　　址：http://www.chlip.com.cn

Email：club@chlip.com.cn

如发现图书残缺请直接与我社邮购联系调换

181483S3X101ZBW

前言

怀孕的10个月是一个家庭最重要的一段时期,每个人难免都会有些焦虑与紧张。怀孕不是准妈妈一个人的事情,所以准爸爸有责任在这段时间站在自己的另一半身边,陪伴她保护她,成为准妈妈可以依靠的人。准爸爸在这段时间的责任尤其重大,不仅要照顾好准妈妈的情绪与日常生活起居,更要注意调节好自己的情绪以及管理好家庭的日常事务,让准妈妈没有后顾之忧。

本书是写给准爸爸的一本百科书,从备孕开始一直到准妈妈生产,详细地介绍了前期的准备与整个过程,让准爸爸充分意识到父亲这个角色在宝宝成长中的重要作用,成为这个新家庭的主心骨。从丈夫到父亲的身份变化意味着要为这个家庭付出更多,但在这个过程中准爸爸的心理健康同样很重要。本书包含了对于准爸爸的心理疏导内容,让准爸爸的不稳定情绪也可以被照顾到。身为父亲不仅仅要照顾好家里人的生活,更要做好调节家里所有人的心理状态的工作,尽量维护家庭关系的和睦。准爸爸自己也要做好扛起责任的准备,为家庭的未来做好打算。

目录

第一章　成为宝宝的守护星 ◆12

我要当爸爸了·14
初为人父·14
你和妻子·14
你和宝宝·15
享受新生活·15
和宝宝共同成长·16
爸爸的责任·16

我是家里重要的一分子·17
宝宝，爸爸一直在你身边·17
拉近自己与宝宝的距离·18
忙碌的爸爸·18
为自己做些什么·19
你的新家·19

我懂宝宝和妻子吗·20
心灵相通·20
与宝宝最初的交流·21
照顾好亲爱的她·21

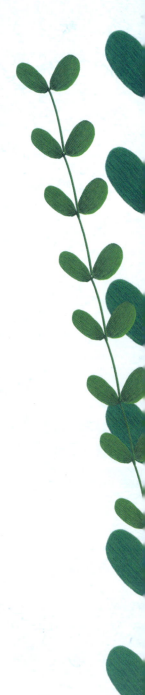

我的身份变化：从丈夫到父亲·22
最初的日子·22
爸爸的自尊心·23
照顾好宝宝是个艰巨的任务·23
作为爸爸，我的生活需要什么·24
在适当的时候寻求帮助·24
新手爸爸也会出现不稳定情绪·25
我抑郁了吗·25

我和妻子的关系会发生变化吗·26
感到自己被忽视了·26
妻子需要什么·27
难熬的3个月·27
抑郁和情感冲突·27
成为爸爸妈妈的生活·29
照顾宝宝需要爸爸妈妈的分工合作·29
随着宝宝的成长，努力做个好爸爸·29

做好成为爸爸的准备·30
在妻子怀孕前，我要考虑哪些问题呢·31
帮助妻子打消生育的顾虑·31
亲爱的她在担心什么·32
妻子的爱美之心·32
妻子的事业心·33
做好备孕计划·33
孕期的生活开销·35
准妈妈的孕产期开销·36
宝宝的开销·36
选择合适的避孕方式·37

第二章　孕前，准爸爸准备好了吗 ◆38

保护好精子宝宝（身体篇）·40
什么是遗传咨询·40
犹豫要不要做遗传咨询·40
导致宝宝不健康的常见原因·41
孕前检查对于准爸爸也同样重要·42
准爸爸在备孕期间应该做这些检查·42
精子质量异常·44
前列腺炎·44
性传播疾病·44
腹腔疾病·45

备孕期间要小心服药·45
要小心这些药物·45

保护好精子宝宝（生活篇）·46
装修污染有影响吗·46
改掉不良的生活习惯，让精子宝宝充满活力·47
工作环境也可能影响你的健康·48
不健康的饮食习惯要及时改正·49
叶酸对于准爸爸同样重要·49

第三章　孕1月，与准妈妈一起播下爱的种子 ◆50

宝宝的发育状况·52
宝宝的第1周·52
宝宝的第2周·52
宝宝的第3周·52
宝宝的第4周·53

准妈妈身体变化·53
第2周·53
第3周·53
第4周·53

作为准爸爸，我需要注意哪些问题·54
掌握妻子的排卵日·54
把握最佳受孕时机·56
在适宜的时间进行性生活·56
增加受孕概率的体位·57

利于受孕的前戏与激素·57
双方的性高潮增加受孕概率·58
小公主还是小王子·58

和准妈妈一起做好心理准备·59
面对复杂的情绪·59
了解准妈妈的焦虑·61
称职的准爸爸要学会倾听·61

准妈妈的生活，我来照顾·62
调整生活，做个居家好男人·62
我该为宝宝和准妈妈营造什么样的居住环境·62
注意妻子的用药安全·63
准妈妈用药的注意事项·63
不能一味地拒绝药物·63

从胎教开始，参与宝宝成长的每一个环节·64
　　胎教是什么·64
　　著名的斯瑟蒂克胎教法·65

胎教对宝宝好处多多·65
我和宝宝最初的互动·66
斯瑟蒂克胎教法的应用·67

第四章 孕期，成为准妈妈的坚强后盾 ◆68

孕2月，帮亲爱的她应对孕吐·70
　　宝宝的发育状况·70
　　准妈妈身体变化·71
　　作为准爸爸，我需要关注哪些问题·72
　　帮助准妈妈做好心理调节·76
　　准妈妈的生活，我来照顾·79

孕3月，陪亲爱的她一起去做产检·82
　　宝宝的发育状况·82
　　准妈妈身体变化·83
　　作为准爸爸，我需要注意哪些问题·84
　　帮助准妈妈做好心理调节·87
　　准妈妈的生活，我来照顾·90
　　做胎教重要的参与者·94

孕4月，关注她的体重·98
　　宝宝的发育状况·98
　　准妈妈身体变化·99
　　作为准爸爸，我需要注意哪些问题·100
　　帮助准妈妈做好心理调节·102
　　准妈妈的生活，我来照顾·103
　　做胎教重要的参与者·105

孕5月，一起感受胎动·106
　　宝宝的发育状况·106
　　准妈妈身体变化·107
　　作为准爸爸，我需要关注哪些问题·108
　　帮助准妈妈做好心理调节·111
　　准妈妈的生活，我来照顾·112
　　做胎教重要的参与者·113

孕6月，我们去旅行吧·114
　　宝宝的发育状况·114
　　准妈妈身体变化·115
　　作为准爸爸，我需要关注哪些问题·116
　　帮助准妈妈做好心理调节·119
　　准妈妈的生活，我来照顾·120
　　做胎教重要的参与者·122

孕7月，为她缓解疼痛·124
　　宝宝的发育状况·124
　　准妈妈身体变化·125
　　作为准爸爸，我需要重点关注的问题·126
　　帮助准妈妈做好心理调节·130
　　准妈妈的生活，我来照顾·133
　　做胎教重要的参与者·135

孕 8 月，与准妈妈一起，
克服产前焦虑·136
  宝宝的发育状况·136
  准妈妈身体变化·137
  作为准爸爸，我需要关注哪些
  问题·138
  帮助准妈妈做好心理调节·142
  准妈妈的生活，我来照顾·144
  做胎教重要的参与者·146
  和宝宝一起听音乐·146

孕 9 月，制定分娩计划·148
  宝宝的发育状况·148
  准妈妈身体变化·149
  作为准爸爸，我需要重点关注的
  问题·150
  帮助准妈妈做好心理调节·153
  准妈妈的生活，我来照顾·154
  做胎教重要的参与者·155

孕 10 月，宝宝要来啦·156
  宝宝的发育状况·156
  准妈妈身体变化·157
  作为准爸爸，我需要重点关注的
  问题·158
  帮助准妈妈做好心理调节·160
  准妈妈的生活，我来照顾·162
  做胎教重要的参与者·164
  新生儿早知道：怎样给宝宝
  喂食·164

第五章　分娩，和最亲爱的人一起迎接新生命 ◆166

你需要了解的分娩知识·168
  哪些因素影响分娩难易程度·168
  产妇选哪种生产方式好·169
  两种方式的利弊·169
  根据产前检查理智决定生产
  方式·169
  自然分娩要做哪些准备·170
  哪些情况需要做会阴侧切术·171
  胎儿在生产过程中的运动规律·171
  助产·172

妻子分娩需要你做的事·173
  怎样才能知道妻子临产了呢·173
  假宫缩·173
  临产的标志·173
  把握入院时间·174
  哪种情况应及早住院·175
  什么是急产·175
  急产的原因与应对·176
  如果妻子分娩时只有你在身边·176
  到了医院以后你需要做什么·177
  胎先露·177
  帮助妻子减轻阵痛的方法·177
  妻子需要你的支持与安慰·178
  只要医生允许，你应该陪她一起
  面对·178
  提前了解陪产知识·179
  你适合陪产吗·179

陪产：一次特殊的经历·179

了解分娩进程·180
第一产程：潜伏期·180
第一产程：活跃期·180
第一产程：活跃后期·180
第二产程·181
第三产程·181

向亲友宣布喜讯·181

照顾好家庭的新成员·182
你的特权·182
面试保姆·183
制定基本规则·183

宝宝的幸福·186
怎样过渡与宝宝分开的时间·186
与宝宝分开并不是一件坏事·187

第二个宝宝·188
不一样的旅程·188
亲爱的二胎妈妈·189
逐渐适应·189
两个宝宝有最佳年龄差距吗·190
大宝宝要当大哥哥大姐姐啦·190
与大宝宝对话·191
不能忽视大宝宝·191
大宝宝的反抗期·192
给大宝宝安全感·192
妻子临产·193
爸爸妈妈的担心·194

妻子的第二次分娩·195
第二次分娩的计划·195
第二次分娩的产程·196
产后身体恢复期·196
又有个宝宝的家庭生活·197
宝宝之间的差异·197
如果第一胎难产，第二胎也会难产吗·198

刚出生的小宝宝·199
与小宝宝交流·199
对小宝宝的期望·200
鼓励大宝宝多接触小宝宝·200
嫉妒的大宝宝·201
一切都会过去的·202
心平气和地和大宝宝交流·202
兄弟姐妹间的爱与敌意·203
哥哥姐姐的引导作用·204
和两个宝宝睡在一起·204
大宝宝的特殊待遇·205
新生活·205

专家面对面·206

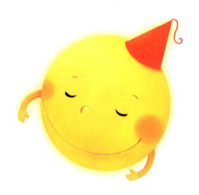

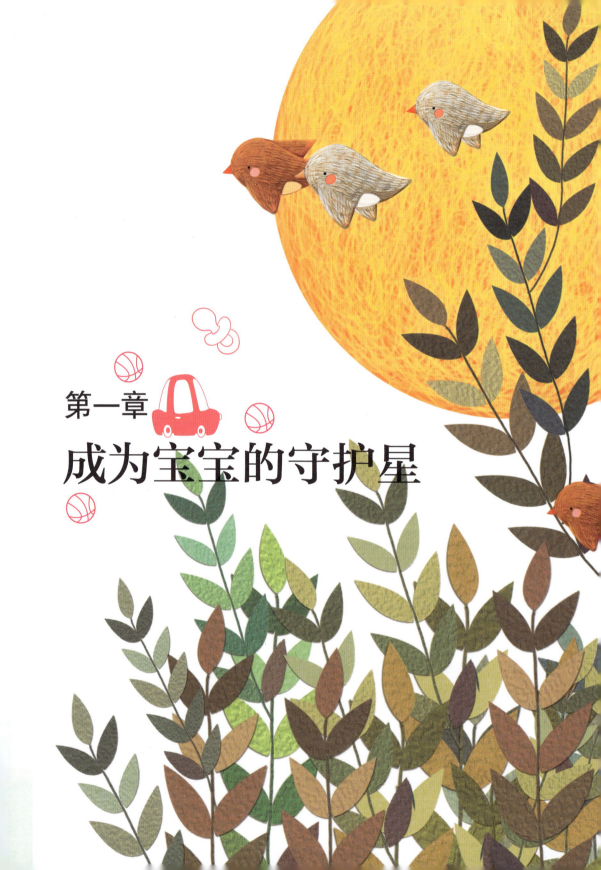

第一章
成为宝宝的守护星

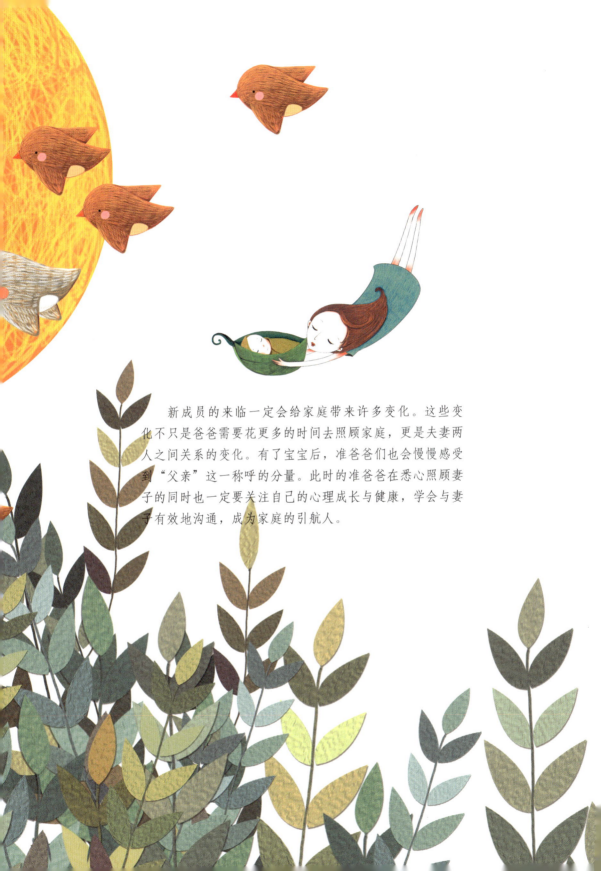

新成员的来临一定会给家庭带来许多变化。这些变化不只是爸爸需要花更多的时间去照顾家庭,更是夫妻两人之间关系的变化。有了宝宝后,准爸爸们也会慢慢感受到"父亲"这一称呼的分量。此时的准爸爸在悉心照顾妻子的同时也一定要关注自己的心理成长与健康,学会与妻子有效地沟通,成为家庭的引航人。

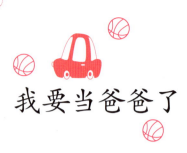

我要当爸爸了

实际上,丈夫在妻子怀孕的数月之中,常会发生类似于孕妇的背痛、失眠等症状,这被称为"父代母育",反映了准爸爸与胎儿及怀孕的妻子之间的微妙的心灵感应。新爸爸会深深爱上刚刚出生的宝宝,并在照看婴儿方面发挥非常积极的作用。人们的焦点似乎都集中在你的妻子和宝宝身上,但你会在维持家庭平衡和幸福方面发挥核心作用。

初为人父

宝宝出生的最初几天,珍贵、短暂、奇妙,会让你沉浸在兴奋之中。在未来的9个月中,你会看着他逐渐学会抬头、坐起和爬行,同时创造出只有你和妻子才听得懂的词汇。在这条宝宝成长发育的路上,你也会成长,因为宝宝是一位了不起的"老师"。在他的帮助下,你将学会享受生活的每一刻,体会那令人难以置信的爱的力量。

你和妻子

你和妻子的关系会带给你安全感。在经历初为人父的喜悦后,你可能会以崭新的视角认识夫妻情义、性生活以及自己在家庭中的价值。有时,你的妻子也会与你转换一下角色,在你展望"如何当爸爸"的未来时,她会给你支持、关爱和指导;当你遇到艰巨的挑战时,她也会成为你最坚实的后盾,支持着你。

你和宝宝

无论你和妻子的文化、经济、社会背景如何，无论你多大年纪，只要你有了孩子，就进入了一生中最特别、最持久的关系当中。父母对子女的爱是多方面的——深沉且美好，牢固而绵长。这种爱可能是一点点聚积起来的，也可能在你看到宝宝的一刹那就击中了你的心。这种为人父母的感受是难以言说的。

除了喜悦和爱意，你还将担忧未来，对以后可能遭遇的艰难困苦产生畏惧和焦虑。就算你们是有计划地怀孕，一直盼望着有个孩子，对于作为父亲也会令你有点畏缩。

享受新生活

和宝宝一起享受生活是一个持续的过程，它有赖于许多因素，包括宝宝的性格和健康、你的性格、你对成为父亲这一重大角色转变的反应，以及你和宝宝的互动。本书的要义在于选择。总会有问题出现，然而并没有绝对的真理能够判定此时身为父亲的你该做什么，不该做什么。只有接二连三的事情等着你来做出选择。当你的决定看似正确时，你会重复这个做法，反之，你可以试试其他办法。

和宝宝共同成长

步入父亲行列之后,你可能还会发现,你和自己父亲的关系发生了变化。你还是你,但会有一些变化不仅能改变你对夫妻关系、父子关系等的看法,还能增加你的智慧。你会把所有这些传递给宝宝,因为你是他关键的行为榜样之一。

与宝宝相处的珍贵时间会让你重新认识自己,重新定义对于自己最珍贵的东西,重新去探索生命的奥秘。身为人父的使命感与责任感会让你对家的理解更加透彻,对情感的投入更加专注。经营家庭的过程也会让你娴熟地应对生活中各式各样的突发事情,练就处事不惊的本领。

爸爸的责任

适应爸爸这个角色是一个循序渐进的过程。

当你打算要宝宝时,有许多决定要做:怎样在妻子怀孕期间给她支持?怎样加倍努力地工作?怎样平衡工作与家庭的关系?妻子分娩的时候,你会不会到场相陪?宝宝出生后你怎样尽到爸爸的责任?这些决定既有可能增加你的自豪感,也有可能成为你的阻力。这些都是准爸爸必须考虑的。

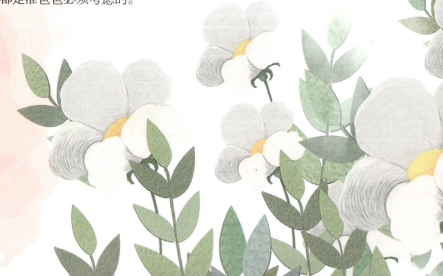

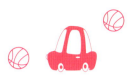

我是家里重要的一分子

现在，很多男性每天都忙碌于家庭生活中，这一点可能与他们的父亲不同。他们越来越多地参与到妻子怀孕和生产的过程中。在许多情况下，准爸爸早期参与这些重要活动会对以后产生积极作用。他们很早就可以与宝宝心灵相通，他们之间的关系也会更加亲密。男性不再单独扮演传统的父亲角色，不只是为这个家挣钱和制定规则。

宝宝，爸爸一直在你身边

在21世纪，男性仍然要问自己一个问题："我在家庭中要扮演一个什么角色呢？"虽然这个问题已被几代人问过。男人哭能说明他依旧坚强吗？男人能保护妻子和宝宝吗？如果妻子和你讨论人工授精，你认为自己还有价值吗？如果离婚了，宝宝们还需要父亲吗？所有的答案都是肯定的。父亲能给宝宝力量感，这源于父亲的性格和男子汉气概。在宝宝成长的过程中，他们需要母亲，也需要父亲。有关研究表明，从宝宝的角度考虑，爸爸和妈妈同等重要，就好像父亲、母亲分别是等式的左边和右边。

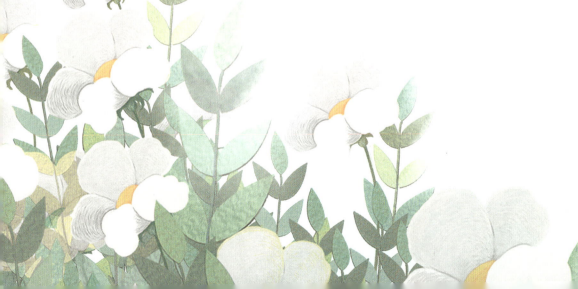

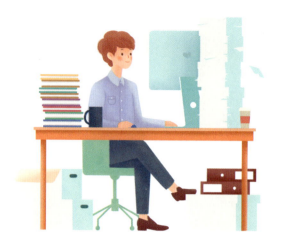

拉近自己与宝宝的距离

作为宝宝的爸爸，你可能很容易出现情绪波动，感到疲惫和焦虑。如果母乳喂养让你感觉自己受到排斥，你可以想办法多花点时间和宝宝在一起。除了抱抱宝宝，你还可以给他洗洗澡，让他在你怀里睡觉，给他换尿布，陪他玩。在你生活的小区里，肯定会有一个属于爸爸们的交流圈子，你可以和其他爸爸交流心得体会、经验，还能得到一些很不错的怎么当爸爸的建议。

忙碌的爸爸

宝宝出生后，爸爸还有一个重要任务，就是照顾宝宝，让你的妻子有足够的时间休息。当然你们也可以找一个临时保姆，可以让你们夫妻俩有时间一起出门。同时你还是家庭财政的支柱，并要负责每周的采购任务。如果这样你觉得有压力，忙不过来，可以考虑让同事帮你分担一些工作，这样你就可以抽出时间来照顾家人和锻炼身体。

为自己做些什么

许多男人很难认真考虑自己的需要与愿望，他们经常把精力投入到工作和对妻子的支持当中，他们甚至有要不要宝宝的矛盾心理。

在成为爸爸之前该做好哪些准备呢？最好的准备就是照顾好自己。照顾自己就是保持身体健康，以及满足家人精神、情感等方面的需要。你和妻子将是宝宝的一切，如果你能为这个家庭铸造牢靠的基石，整个家庭将受益匪浅。如果你们夫妻之间出现一些问题，也要争取在宝宝出生前加以解决。

你的新家

在你、你的妻子及宝宝组成的家庭中，每个人都会有自己的需求，都会为了这个家而努力奋斗。家是一个有机的整体，而不只是一个简单的代名词，这个整体对你所产生的影响是巨大的，尽管你有自己的需求。有时，也有例外，比如：有时候你的决定会受到宝宝的影响，有时候则取决于你的身体状况，还有的时候你的家在决定中具有优先权和最终决定权，关键在于你如何适应这种种情形。不过，如果你生长在一个民主的家庭，遇到问题大家一起出谋划策，那么，你处理起问题来往往会比较简单。

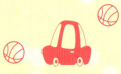

我懂宝宝和妻子吗

在长达9个月的时间里，你或许忍不住总是想着妻子怀孕了，想着她肚子里的宝宝，想着未来可能发生的事。你体内的激素水平可能并没有发生改变，身体也没有发生变化，但你却变得和妻子一样越来越情绪化了。你会产生一系列疑问：我在妻子孕期各个阶段应该注意些什么？我该怎样满足家庭的需要以及自己的需求？

心灵相通

与宝宝心灵相通是爱与接受宝宝的表现。这种感觉可能开始于孕期，但在宝宝出生后最为明显。在一些家庭里，爸爸比妈妈更早和宝宝心灵相通，尽管对于妈妈来说，更容易做到这一点。这可能是一种自然机制，以此来加强爸爸与宝宝之间的联系。有许多方法可以帮助爸爸与宝宝做到心灵相通。抚摸是与宝宝最有效、最亲密的交流方式，这就需要你花一些时间抱抱宝宝，无论他是睡还是醒，这有助于你感受到他的存在，并与他进行心的交流。

与宝宝最初的交流

胎儿从第15周开始，就可以听到爸爸的声音，甚至在早期可以把你当作他自己世界中的一分子。当胎儿再大一些，你把手放到妻子的腹部，就可以感觉到他在动。胎儿能感觉到这个压力，这会给他以安慰和刺激。宝宝出生前，如果你有规律地同他玩笑，在出生的时候，他就已经熟悉你的声音，带着快乐的感觉来到世间。

照顾好亲爱的她

你能为妻子做得最好的一件事，就是掌握关于她妊娠和产前的一些基本情况。如果你陪妻子去医院做超声检查，并和妻子分享看到腹中胎儿时的兴奋，她会很感动。如果她很难进入母亲角色，你可以站在她的立场上考虑一下，并多多支持她。如果别人总是特别关注你的宝宝，她会感到很烦乱，这对女人来说是可以理解的，她希望自己能受到更多的关注。

最后，不要忘了照顾妻子的最好方法是做你自己。如果你能继续享受各种喜欢的体育活动，会充满激情；你也可以和朋友们一起娱乐、度假。当然，要留一些时间单独和妻子待在一起，最好没人打扰你们。这一点在宝宝出生后尤为重要。

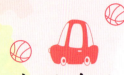

我的身份变化：从丈夫到父亲

在宝宝出生的第一周里，作为父亲的那种感觉太棒了。宝宝出生后，许多男士感觉很好，即使他们很长时间没合眼了，却仍有一种漂浮在九霄云外的感觉。兴奋与无限激动过后，是肩上新的责任，个人活动会受到一些限制，失眠与焦虑也随之而来。

最初的日子

对你和妻子来说，该如何满足这个新生命的需要呢？做到这一点比较困难。当你需要适应另一种作息时间时，可能要改变自己原来的作息规律。

如果你有时间和家人待在一起，你们可以在床上偎依在一起，你会觉得走进了宝宝的世界，这也是宝宝成长的重要阶段。宝宝一天24小时内要睡16～20个小时。如果宝宝喜欢在你们的陪伴下睡觉，你们就可以轮流抱着他入睡。当他躺在你怀里睡着的时候，你可以看着他的脸，看他的嘴巴咕哝或是眼皮跳动，这些感觉是很奇妙的。

如果你肯花时间来享受宝宝刚出生的这些日子，将不会留有遗憾。这段时间过得很快，你和宝宝的关系越来越亲密。你会吃惊地发现：当宝宝翘着嘴注视你的时候，你会情不自禁地去模仿他，他反过来也会模仿你。当你焦虑不安时，宝宝也会心烦意乱，当然，宝宝的平静也会让你放松下来。当妻子无法抚慰宝宝时，你或许可以让宝宝安静下来。同时不要忘记，所有的父母在这一学习过程中都会犯很多错误，不要灰心，要在不断地练习中，逐步加以改变。

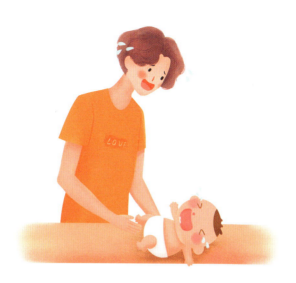

爸爸的自尊心

做了爸爸之后，你的自尊心会明显体现出来。对无数男人来说，宝宝的到来会促使他们追求长期以来埋藏在心中的抱负，并有助于改善不良的人际关系，这是你人生中最重要的转折点之一。

男人比女人更注重某些问题。对许多男人来说，自尊来源于工作中取得的成就。有些男人难以向父亲角色转变，因为有人告诉他们，要把照顾宝宝的精力转移到工作中，在工作中做出贡献。

照顾好宝宝是个艰巨的任务

宝宝是一个独立的生命个体，他的健康成长与你息息相关。作为爸爸的你有义务和宝宝的妈妈一起照顾好他，陪伴他长大。宝宝的成长是一个令人欣喜但又忙碌的过程，你可能需要帮助妻子一起给宝宝喂奶，陪宝宝起夜，帮宝宝换尿布等。最重要的是，你要花大量的时间陪伴他，无论是拥抱他还是和他一起玩，你的陪伴都能让宝宝感受到你的爱，感受到家的温暖和幸福，这样的家庭环境往往能让宝宝健康快乐地成长。

作为爸爸，我的生活需要什么

宝宝出生后，你需要时间来调整自己，也需要时间去了解宝宝，享受和宝宝在一起的乐趣。从你的朋友、家人或你能承受的付费服务机构那里获得尽可能多的帮助。你既要有和家人待在一起的时间，又要有属于自己的时间。你应该知道，即使你感到工作十分充实，属于自己的时间并不等同于工作时间。看能不能每周都为自己安排一些体育锻炼的时间，如果你有很繁重的工作安排，可以在一间没有妻子和宝宝打扰的房间里睡觉。这期间许多新手爸爸感到很孤独，这时他们很需要别人的支持。你可以试着与其他爸爸进行交流，这对你很有帮助，这些人了解你的处境。

在适当的时候寻求帮助

你可能对这个新生命感到不满，因为他的到来扰乱了你以前平静的生活，你可能妒忌妻子把精力都放在宝宝身上，尽管你不想承认，但这些想法确实存在。一些新手爸爸可能会受到妻子和家人的批评。如果妻子承担了照顾宝宝的全部工作，你也会感到不适应。这些想法很普遍，也很正常。如果你感到烦躁或是生气，可以跟其他人谈谈——可以是值得你信任的朋友、同事、助产士或是家庭医生。你会遇到许多和你有同样想法的人，你会发现，那些满腔热情的人具有很强的感染力，可以帮你解决一些问题。许多男人也希望别人认同他们的感受。

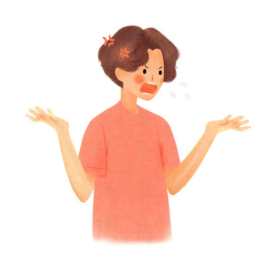

新手爸爸也会出现不稳定情绪

妻子分娩前后，新手爸爸可能会无精打采，心中感到抑郁，男人产生的抑郁情绪尚未被正式确定为医学疾病。抑郁的原因是多种多样的：有太多的工作要去做，感到自己被排斥在新家庭之外，感到肩上的担子太重而容易发脾气等。以宝宝为中心的生活虽然只有短短几个月，但你会觉得日子过得很慢。

我抑郁了吗

如果你感到情绪低落、无精打采，并且这种感觉一直持续，记得向你的妻子、你最好的朋友、你的父亲或医生寻求帮助。情绪低落并不是你的错，你不必有负罪感，最好能向别人说说自己内心的感受，当然，男人比女人更不愿意向别人说这些。抑郁症会对整个家庭产生负面影响，有些男人烦躁、抑郁或愤怒时，会发泄出来，这难免会发生家庭矛盾。如果你发怒时无法控制自己的情绪，最好寻求别人的帮助或咨询这方面的专家，尽快解决潜在的问题，使你平静下来，避免伤害家人。为了防止问题更加严重，最好的方法是在出现感情失控的迹象时，就去寻求别人的帮助。

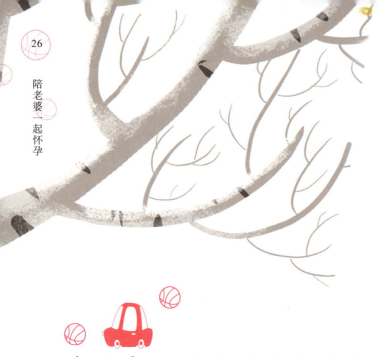

我和妻子的关系会发生变化吗

在这个新家庭中,丈夫同样发挥着不可替代的作用,因为宝宝可能是个调皮捣蛋、活泼好动的小家伙。丈夫常常希望妻子能像母亲一样照顾、爱护自己,不过宝宝的到来会让妻子把大部分精力转移到宝宝身上,忽略了丈夫,这时丈夫会有些失落与嫉妒,这种嫉妒感可能与幼年时期的经历有关。

感到自己被忽视了

宝宝出生后最初几个月里,你开始慢慢进入父亲的角色,但这时你还不太清楚家庭需要什么,需要你做些什么。妻子体内的激素水平会促使她把所有精力放在宝宝身上,尽量不要因此责怪她忽略了你,因为专心哺乳和保护宝宝是母亲的本性。如果你感到自己被排斥在外,不要后退,不要紧张,要主动上前,让自己也融入妻子和宝宝当中去。当你和妻子都很放心地让对方照顾宝宝,并相信对方可以做好时,你们都会感到心中的一块石头落地了。一些夫妇花了很长时间才做到这一点。如果你能坐下来,与妻子谈一谈心中的感受,就可以更好地规划自己的时间,以至于不会有被忽略的感觉。

妻子需要什么

妻子需要有人分享她的快乐，并疼爱她所爱着的宝宝。在哺乳期间，她需要尽可能多地睡觉并吃好，同时她的情绪波动也会很大。对于一个男人来说，很难做到全身心地支持妻子，尤其是当妻子经常哭，或把精力都投入到宝宝身上或总想睡觉时。这期间对你的最高要求之一就是要有耐心。如果宝宝需要频繁喂奶或是换尿布，并且近几个月来妻子看上去有些冷漠与健忘，那么你可能无法按时间表做事。这期间你还需要多做一些家务，这是你的职责。

难熬的 3 个月

宝宝刚出生一段时间里，夜里你常常被吵醒，睡不好觉。不过几个月之后，宝宝作息调整好了，你的睡眠也就慢慢恢复正常了。前 3 个月是最难熬的，你和妻子既需要别人的支持和帮助，又需要休息。你可以帮助妻子重新回到原来的生活。这包括为她安排锻炼场地，或是安排她和附近朋友见见面。不管是白天外出或者晚上去拜访他人，你都要加入到她和宝宝的行列中。

抑郁和情感冲突

随着时间的推移，一切都会慢慢好起来。尽量避免过分批评与指责妻子，这期间她很敏感。即使她真的做错了，你也要以鼓励和赞赏的方式指出她的错误，用温柔的口吻提出建议。如果晚上宝宝不停地哭闹，并且你们都感到很累，那么夜里确实比较难熬。在一天的辛苦工作之后，你渴望回家，可一回到家中，正赶上宝宝哭闹，这使你感到烦躁，并且这时妻子也很忙，没时间问候你。你要学会发现夫妻关系之中的闪光点，并且放大它们，这有助于你平复这种不安的情绪，让你心平气和地对待妻子。

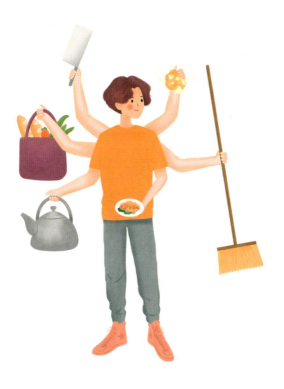

Tips:

我应该在家里扮演什么角色呢

每个男人在家庭中扮演的角色都是不一样的。一些男人喜欢照顾宝宝，而另一些人则喜欢统筹安排家庭事务，并充当家庭的经济支柱，这对他们来说就是爱这个家、爱妻子、爱宝宝。在有的家庭中，父亲晚上8点回家被认为是很晚了，而在另一些家庭中则认为这是正常的。对于宝宝来说，1个小时很漫长，1天就更漫长了，1年是不可想象。但对于一个成年人来说，时间则过得很快。

有些准爸爸会在妻子怀孕时出现孕妇的生理或心理症状。这段时间他们的体重会增加，还会感到恶心，在宝宝出生时也会感到自己受了伤害。在宝宝出生后，他的行为还会有孩子气。如果你确认妻子怀孕了，会对宝宝出生和父母的职责产生很强的认识。如果你和妻子对此意见一致，那一切好办得多。如果你们的观点不同，要记住是妻子生产，这很重要。宝宝出生后，要考虑到他的个性和爱好，你们的新家庭也就开始形成。

成为爸爸妈妈的生活

刚做爸爸妈妈的这段日子,是人生中压力最大的一段时间。与妻子多交流、多谈心,让妻子知道你的需要,同时也留意一下她需要什么,这样你就能在这个家庭中积极主动地发挥作用。如果你们之间的爱情之火已经熄灭,一定要让它重新燃烧起来。你们可以讨论对生活的期望,对未来的憧憬,并尝试着努力做到。这样,你会发现两个人的分歧越来越少了。

照顾宝宝需要爸爸妈妈的分工合作

一般来说,男性如果待在家里带宝宝,心里往往会有些矛盾。大多数男性并不是父亲带大的,对于他们来说,要想肩负起照顾宝宝的主要责任似乎很困难,这项工作对于他们来说也很陌生。不过,有些男性喜欢这种生活,他们以这种方式支持事业成功的妻子,并且自己也很开心。当然,天天做这种单调乏味的工作,也会使他们感到不满,这是很正常的。尽管妻子可能很少有时间照顾宝宝,也会发现自己很难放下母亲的责任,因为她知道怎样才能更好地照顾宝宝,这是母亲的本能。她会提出照顾宝宝的一些建议,你可能认为并不合理,她甚至会批评你照顾宝宝的方式不对,这时你们最好坐下来好好地谈一谈。

随着宝宝的成长,努力做个好爸爸

作为一个照顾宝宝的新手,合理安排每一天、每一周十分重要,别忘了常带宝宝到外面走走,也要留些时间和妻子在一起。宝宝出生后,在一些家庭中,妻子工作挣钱,有时一出去就是数小时或数天,很多家庭可以很好地适应这种角色倒置,但也有少数家庭会因此产生冲突。你们夫妻两个都应该在工作和照顾宝宝之余,留出属于自己的时间,这才是一种合理的方式。

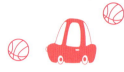

做好成为爸爸的准备

妻子想怀孕了,你做好成为爸爸的心理准备了吗?成为一位好爸爸,不只是给孩子买零食、买衣服就可以了,养育孩子是需要付出精力和心血的。不仅妻子要考虑好这个问题,你也一样,这样才能确保你在妻子怀孕前有一个良好的心理状态,从而使情绪常保舒畅,以便促进精子健康发育,使妻子生出聪慧健康的宝宝。

在妻子没有怀孕时,你们要将今后可能面临的问题思考清楚,并问问自己内心的想法,看看你们是不是已经做好准备面对今后一切因孩子的到来所出现的困难。这样,在妻子怀孕后,你们才能在心理上接受这个胎儿,更好地为迎接胎儿做准备。

在妻子怀孕前，我要考虑哪些问题呢

✚ 你想要孩子的原因是什么？是因为自己年龄的原因，还是自己十分喜欢孩子，或者是因为家人的催促？

✚ 准备好做爸爸了吗？

✚ 你现在的存款和薪资水平足够养育孩子吗？

✚ 有了孩子，妻子的很大一部分精力会放在孩子身上，你能接受妻子对你的关注越来越少吗？

✚ 如果孩子生病了或者想让你和他一起玩，你愿意抽出时间陪伴他吗？

✚ 如果孩子的性别不如你愿，你会不会失落？会不会因为孩子的性别而减少对他的爱？

✚ 你真的喜欢和孩子在一起生活吗？

✚ 你的童年是什么样子的？有没有觉得自己的童年很美好？你希望自己的孩子可以拥有一个什么样的童年？

　　如果你在看到上面的问题时，可以轻松地、不加怀疑地说出理想的答案，并且得到了妻子的认可，那么恭喜你，你已经做好当爸爸的心理准备了。

帮助妻子打消生育的顾虑

　　受孕并不是一个简单的过程，不仅需要良好的物质准备，还需要做好心理准备。当你已经做好了成为爸爸的准备，欢天喜地地喊着想要宝宝时，一定要仔细观察你的妻子。因为在孕育宝宝的问题上，你只需在某一天提供精子，而你的妻子将在10个月中带"球"生活，她所发生的变化不只是心理的，还有身材、容貌等。她会对孕期感到非常担心，如果你不闻不问，绝对不知道她的担心竟然和你想象的大不一样。那么，你的妻子究竟在担心什么呢？及时了解她的想法，你就可以为妻子消除担忧。

亲爱的她在担心什么

你的妻子最担心的问题就是无法养育好宝宝，由于社会各种因素的影响，现代大部分女性的心理成熟时间都较晚，不仅习惯依赖他人，心理承受能力也比较低，总觉得自己还是一个孩子，还没有能力养育孩子。这时，你需要对妻子进行开导，感觉自己没有长大并没有关系，不会对养育孩子造成影响。等你们的宝宝出生了，可以和他一起玩，一起学习，一起长大，这样还可以增加亲子感情。你还要告诉妻子，你喜欢三个人一起成长，让妻子对未来一家三口的生活充满美好的憧憬，这样妻子的担心就会消除不少。

妻子的爱美之心

很多女性担心怀孕后身材可能变得臃肿，面部可能爬上很多小斑点，曾经滑嫩的肌肤也可能会出现一些小细纹。所以，她们恐惧怀孕。这时，作为丈夫的你就要及时劝慰妻子，告诉妻子这种变化只是暂时的。如果在怀孕时多加锻炼，注意饮食，并在产后积极锻炼身体，产前的美丽肌肤和身材很快就能恢复。你还可以让妻子向周围身材好的妈妈取取经，问问她们在孕期如何保养。其实，没有生育的女性更容易衰老，因为女性在一生之中一般会排出相同数量的卵子，并在每个月排出一颗，卵子排完，女性便会进入绝经期。而在怀孕期间，女性不会排出卵子。宝宝出生后，进行母乳喂养，还能推迟卵子的排出，这样就会比未生育的女性晚进入绝经期。

妻子的事业心

最后，你的妻子在决定要不要怀孕时，还会担心自己的工作问题。怀孕肯定会影响工作，甚至需要辞掉工作，在家中待很长时间养育宝宝。所以她会非常焦虑，觉得自己可能因此得不到升职的机会，甚至还有可能变成唠唠叨叨的家庭妇女。这时，你应该耐心地和妻子在一起聊天，问问她的工作情况，一起分析升职的可能性，若是这个机会十分难得，也可以推迟怀孕计划，在升职后再作打算。如果妻子已经过了最佳生育年龄，那就果断放弃升职机会吧，毕竟升职的机会有很多。

在怀孕前，你的妻子可能会出现以上三种担心，对此你不要烦躁，要耐心地安慰她，给她足够的信心和爱，告诉她你的爱不会因为她容貌、身材的变化而出现变化，这样她才能调整好心理状态，准备怀孕。

做好备孕计划

如果你和妻子都已经做好了成为爸爸妈妈的准备，最好提前一年制定备孕计划。可能你会说，用一年的时间备孕，是不是太长了？但是你觉得在很短的时间内，就能调整好自己的身体状态吗？每个人的生活方式和饮食习惯不一样，所以身体状况也不相同，如果想将身体调整到一个良好的状态，你和妻子最好能提前一年就计划好生活、饮食等事宜，这样才能确保身体状况良好，然后顺利怀孕。

准爸爸的备孕计划表

时间	需要完成的事项	详情
提前1年	告诉妻子坚持每天记录自己的基础体温	要在刚起床时就测量。在测量基础体温前，不要让妻子喝水、上厕所等，坚持测量3个月以上
提前1年	做身体检查	将你和妻子的检查时间分开，比如，陪妻子在上半月检查，自己在下半月检查
提前11个月	陪同妻子注射乙肝疫苗	该月注射的为第一针，从该月算起，此后的第1月、第6月开始注射第2、3针
提前10个月	改掉自己不好的生活习惯	从此月起，改掉抽烟、饮酒、喝咖啡等对身体有害的生活习惯，常吃果蔬，增加营养摄入
提前8个月	陪同妻子注射风疹疫苗	医生建议至少在怀孕前3个月注射风疹疫苗，这样在怀孕时，体内的风疹疫苗病毒才能完全消除，不对胎儿产生影响。为安全起见，你还是提醒妻子提前8个月就注射风疹疫苗吧。还要注意在2个月后确认体内是不是出现了抗体
提前6个月	提醒妻子停服致畸药物	如果妻子患有慢性病，一定要提前咨询医生会不会对怀孕有影响
提前6个月	陪同妻子检查牙齿	如果妻子在孕期患有牙病，不仅会影响她的身体健康，还可能导致胎儿畸形，甚至出现流产
提前6个月	和妻子一起锻炼身体	每天运动的强度或量都不用很大，但要注意坚持
提前5个月	陪同妻子做抗体检测	检查之前注射的乙肝和风疹疫苗是不是在妻子的体内出现了抗体，若没有出现，需补种
提前3个月	和妻子一起吃叶酸，补充其他维生素	补充叶酸，可以预防胎儿出现神经管畸形
提前3个月	提醒妻子禁服避孕药	可选择避孕套避孕
提前1个月	陪同妻子去洗牙	提醒妻子定期洗牙，因为在孕早期不宜看牙，所以，在孕前要让妻子定期洗牙以保持牙齿健康
提前1个月	和妻子一起调整状态	你和妻子最好有规律地起居，有规律地饮食，避免出差

第一章 成为宝宝的守护星

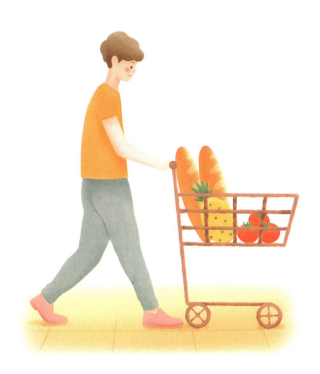

孕期的生活开销

一旦妻子怀孕了,准爸爸就会感觉身上的钱包越来越瘪,尤其是在宝宝出生前后,手里的钱抓都抓不住。而在宝宝出生以后,你们的钱将大部分花在宝宝的身上。所以,作为一家之主的准爸爸要在备孕期间将一切花销都做好预算,特别是怀孕至生产这段时间的花销。那么,这段时间的花费都有哪些呢?首先,就是怀孕期间的生活费用。从你得知妻子怀孕时,就要开始给她增加营养了,要在妻子怀孕的不同阶段给她调整饮食,满足她的营养需求。在给妻子准备美食时,要注意多样性。孕期的生活费用除了妻子的饮食外,还有日常用品方面,准爸爸不妨咨询有经验的人,以免在这方面出现浪费。

准妈妈的孕产期开销

作为准爸爸,你要考虑妻子在孕产期的检查费用。在孕期按时进行检查,可以确保胎儿和准妈妈的安全。你还要计算一下妻子在生产时所需要的费用,这部分费用主要有三部分,分别是生产手术费、住院费、宝宝出生后的花费。在计算生产手术费时,还要预留一部分,因为如果妻子生产不顺利,就会施行剖宫产,而这项手术费在7000元至1.2万元,有些地方的剖宫产手术费可能低一些。通常来说,从你们打算要宝宝的那一刻起到宝宝出生,你至少需要准备 5000～9000 元,如果不确定妻子最终是选择自然分娩还是剖宫产,为安全起见你最好准备两三万元。而且,还要确保这些钱是随时可以自由使用的。

宝宝的开销

在以上所提及的开销以外,凡是宝宝出生后所使用的物品,你都可以节省一些,比如,婴儿床、婴儿车、婴儿衣物等,询问一些亲友,看看他们是否有余下未用或搁置不用的婴儿物品,借来用一段时间。也许你会说,和别人借用这些物品不太好,其实即使是你自己买婴儿用品,也只是用几个月而已。所以,作为经济适用型的准爸爸,你要知道能省则省。

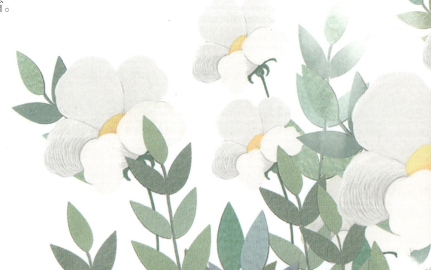

选择合适的避孕方式

避孕指的就是用科学的方法有效中断受孕过程，达到终止妊娠的目的。相信你一定懂得很多避孕方法，比如，安全期避孕、避孕药避孕、宫内节育器避孕等，但是，就要准备怀孕了，很多曾经使用的避孕方法已经不合适了。在备孕期间，最好选择避孕套避孕，不要采取药物避孕的措施。如果夫妻两人一直采用避孕药避孕，就让妻子在备孕前6个月停服药物，因为避孕药会影响妻子的激素分泌；如果用宫内节育器来避孕，需要在备孕前两三个月取出，因为宫内节育器是通过刺激子宫内膜来干扰精子和卵子的正常相遇和受精卵顺利着床，达到避孕效果的。

Tips:

使用避孕套应注意哪些问题

1. 避孕套的型号要适中，过大，在性交过程中易脱落；过小，会产生不适感且易破裂。

2. 检查避孕套是否完好，在漏气的情况下不可使用。

3. 在使用避孕套时，应将囊内的气体挤出，然后将其套在挺起来的阴茎头上，注意不要将阴茎头放到小囊中，否则易破裂。

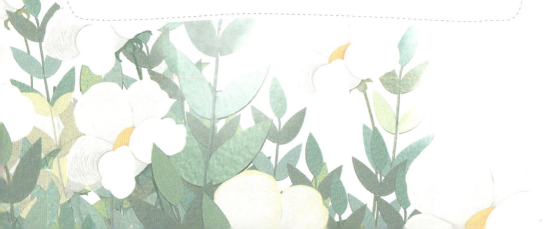

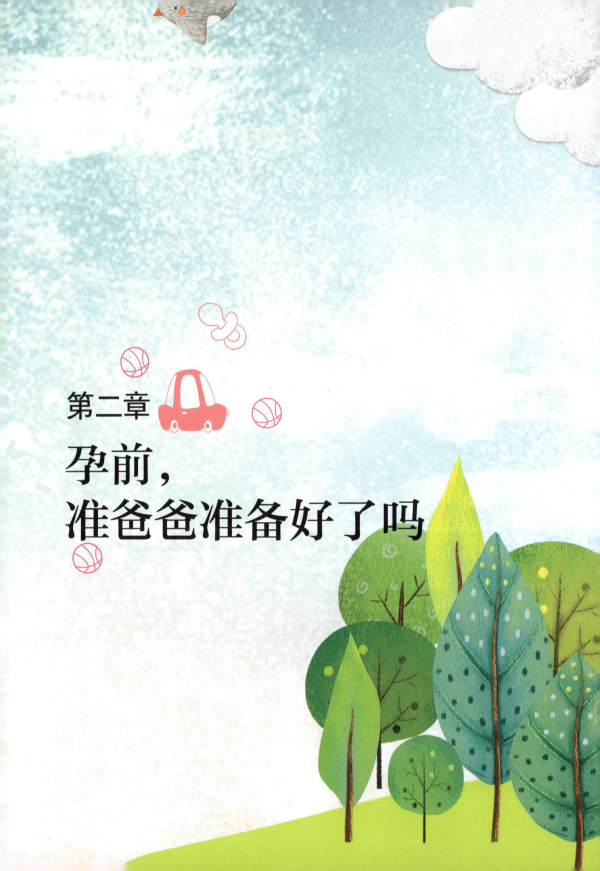

第二章
孕前，
准爸爸准备好了吗

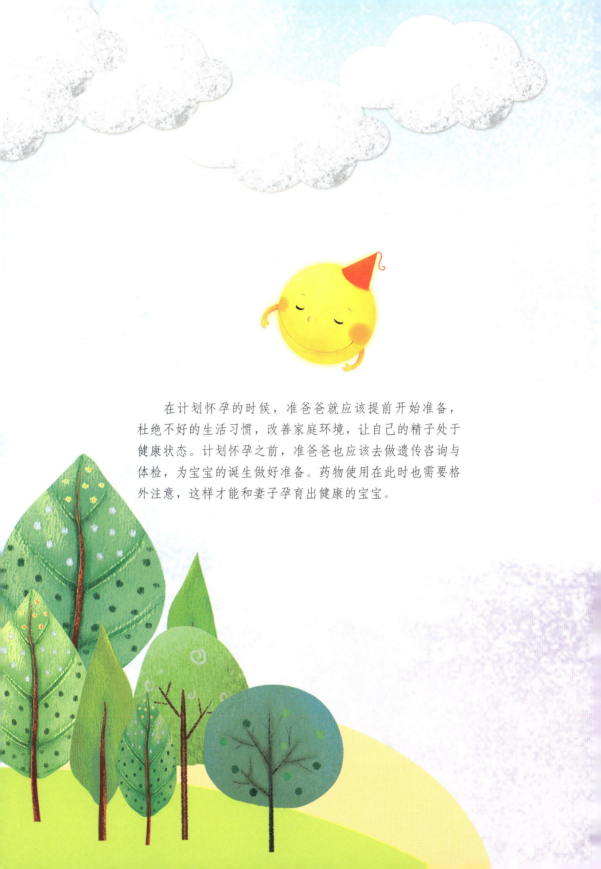

在计划怀孕的时候，准爸爸就应该提前开始准备，杜绝不好的生活习惯，改善家庭环境，让自己的精子处于健康状态。计划怀孕之前，准爸爸也应该去做遗传咨询与体检，为宝宝的诞生做好准备。药物使用在此时也需要格外注意，这样才能和妻子孕育出健康的宝宝。

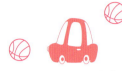

保护好精子宝宝（身体篇）

什么是遗传咨询

遗传咨询就是对遗传病患者或有患遗传病风险的亲属做认真的询问与检查，通过调查病史、家族史绘制系谱图，根据患者体征、实验室结果，确定遗传方式，然后再分析发病风险，提出指导性意见。

犹豫要不要做遗传咨询

如果你们夫妻双方有以下情况之一，就不要再犹豫了，果断去进行遗传咨询吧！

- 你妻子的年龄超过35岁。从女性出生的那一刻起，卵巢中卵子细胞就会伴随着女性度过一生。随着年龄越来越大，卵子会逐渐衰退，从而增加染色体出现异常的可能性，进而使生出染色体异常胎儿的概率加大。

- 你的妻子曾经流过产。习惯性流产的女性，染色体异常的概率比常人高出很多倍，而且胎儿流产的概率也比较高。

- 你的妻子患有严重X-性连锁隐性遗传病。若是这样，你们生出的男宝宝将全部是此病患者，女宝宝为此病基因的携带者。若你们真想要宝宝，可以选择生女宝宝。

- 你或者妻子的孕前检查指标不正常。

- 你或者妻子的家庭成员有遗传性疾病。

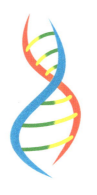

DNA

导致宝宝不健康的常见原因

在做遗传咨询时还应该弄清你们是否都是平衡易位染色体的携带者，如果都是，你们的宝宝将有约25%的概率会流产，约25%的概率是平衡易位染色体携带者，还有约25%的概率成为易位型先天愚儿，生出健康正常宝宝的概率只有约25%。如果生育过先天愚型的宝宝，第二个宝宝有很大的概率也是先天愚型宝宝。若是你有一个宝宝为常染色体隐性遗传代谢病患儿，比如，患有白化病、侏儒、苯丙酮尿症等，下一胎宝宝就极有可能还是这类疾病患儿，概率约为25%。

Tips:

遗传性疾病的特点

家族性。遗传病患者的基因中存在致病的基因，在婚配后会将致病基因遗传给下一代，使家族成员中总是出现该种遗传病。

先天性。大部分遗传病患者都是先天性患病，有一部分是在出生时没患病，在某一年龄发病。

终生性。大部分遗传病都会跟随患者一生，不容易治愈，但可改善。比如，患有蚕豆病的人不能食用蚕豆，也不能靠近蚕豆花粉。

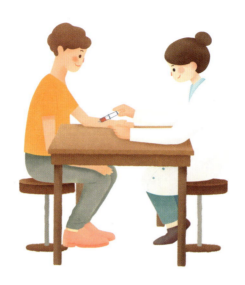

孕前检查对于准爸爸也同样重要

在孕前检查的问题上，如果你认为只要妻子一人去检查就可以了，那就大错特错，你的身体表面看上去可能很好，但是你也可能患有影响生育的疾病。如果在备孕期间不去检查身体，就可能不会如期使妻子受孕，或者孕育出有缺陷的胎儿。

准爸爸在备孕期间应该做这些检查

常规健康检查：包括血常规、尿常规、肝肾功能。若结果不正常，你要马上接受治疗，暂停备孕计划。

传染病、性病的筛查：包括甲型肝炎、乙型肝炎、丙型肝炎、艾滋病、淋病等疾病的筛查。若筛查结果不正常，也应暂停备孕计划，以免将病毒传染给妻子和胎儿。

精液检查：这项检查是必须进行的，以确保给受精卵的形成提供优质的"种子"。若是你的精子没有足够的活力，应多补充营养；若是精子数量不足，应改正自己平时的不良习惯，比如抽烟、饮酒、穿过紧的内裤等；如果患上了无精症，也不要灰心，因为现代的辅助生殖技术可以帮助你实现要宝宝的心愿。

泌尿生殖系统检查： 此项检查主要是检查是不是患有生殖器官疾病或生殖道感染。若是感觉自己的睾丸发育不良，可提前向父母咨询，自己是否曾经患过腮腺炎或睾丸出现过问题，将这些信息告知医生，对治疗疾病非常有益。

外周血染色体的检查： 此项检查主要是检查是不是出现了染色体异常。若是染色体不正常，很多是平衡易位携带者，想拥有健康胎儿的可能性就非常小。

Tips:

了解一下妻子在孕前需要做哪些检查

生殖系统检查： 此检查可排除生殖道炎症、肿瘤、畸形等。如有必要可做宫颈涂片检查，以排除宫颈疾病

优生四项检查： 此检查可排除风疹、弓形虫、巨细胞病毒、单纯疱疹病毒感染

肝、肾功能检查： 肝功能检查需要检查肝功能、血糖和胆汁酸等；肾功能检查需要检查尿素氮、肌酐、尿酸等

血、尿常规检查： 血常规检查主要是对血液方面的状况有一个大致的了解，包括红细胞计数、血红蛋白定量及白细胞计数、分类和血小板计数；尿常规检查需要检测尿糖、蛋白及红、白细胞管型等项目。在尿检时，要提醒妻子留取中段尿

染色体异常检查： 如果妻子有遗传病家族史，就需要做此项检查

口腔检查： 在孕期治疗牙病，易对胎儿造成不良影响，所以一定要让妻子进行口腔检查。若牙齿很健康，要在平时注意清洁、养护；若牙齿损伤了，就要及时拔牙

妇科内分泌检查： 此检查主要有促卵泡生成素、促黄体生成素、雌激素（雌二醇）等检查，一共6项

ABO 溶血检查： 主要针对的对象为丈夫血型为 A 型、B 型或 AB 型，而妻子血型为 O 型或者有不明原因流产史的女性，主要的检查项目有血型和抗体滴度等

Rh 血型不合检查： 如果妻子 Rh 因子为阴性，你为 Rh 阳性，就需要预防妻子和胎儿 Rh 血型不合。Rh 血型不合可能会导致新生儿溶血症，甚至造成胎儿死亡

精子质量异常

一般来说，健康男性每次射精量为 4~5 毫升，若是你每次射出的精子量不足 1.5 毫升或多于 6 毫升，都不利于生育。通常，精子数量为 $(60~150) \times 10^6$ 个/毫升。若是你的精液中存活的精子数量不足 20×10^6 个/毫升，就会导致不育。若是每次射出的精液有 20% 以上都为异常精子，或精子的数量不足，也会导致不育。精液质量低，受精卵的质量肯定也低，所以精液检查是男性备孕检查项目中的重中之重。

前列腺炎

如果检查结果显示你患有前列腺炎，则需要及时治疗。不要觉得只有上了年纪的男性才会患此病，处于备孕阶段的你也可能患上前列腺炎。前列腺可以加强精子的活力、精液的液化，提高精子的成活率等。若是前列腺出现了问题，就会使精子的功能不能正常发挥，从而导致不育症。所以在备孕期间治好前列腺炎势在必行。

性传播疾病

如果患有性传播疾病，也要马上治疗，这类疾病会使输精管、精囊、附睾、前列腺等出现一些问题。若是阻碍了精液的运输和存储，肯定很难使妻子受孕。而且，如果在患病期间与妻子进行性生活，还会将疾病传播给妻子，使生育难上加难。所以在备孕期间一定要治好性传播疾病。

腹腔疾病

最后，腹腔疾病一定要治好。如果你经常抽烟、饮酒，就容易患上慢性肝脏疾病、胃炎等腹腔疾病。若是你在备孕期间患有这类疾病万万不可忽视，一定要先治疗，再考虑生育。

备孕期间要小心服药

如果生病了，可不要自己随意吃药。这是因为有些药物会降低生殖功能，影响受孕，甚至造成胎儿畸形。还有一些药物会到达睾丸内，伴随着精液流出，若这些药物刚好在性生活的过程中通过阴道黏膜进入女性体内，便会使受精卵的质量受到影响。所以，在备孕期间，一定注意不要服用损害精子的药物。

要小心这些药物

- **中药：** 虽说中药为天然药材，但也不能随便服用，比如，含有肥皂草、象耳草、吊灯花、石竹科满天星等植物的中药，绝对不能服用，这些植物中都含有损伤睾丸、附睾、精囊等的成分。

- **药酒：** 备孕时不要饮用人参酒、鹿茸酒等，这些药酒可能损害胎儿发育。而且药酒中含有大量的酒精，会导致大部分精子发育不完整或活力降低，若是这样的精子和卵子结合，孕育成胎儿，容易出现缺陷儿。

- **免疫调节剂：** 这类药物包括长春新碱、顺铂、环磷酰胺等，具有很强的毒性，可阻碍精子合成DNA，导致胎儿出现脑积水、唇裂等，甚至还会造成流产。

- 此外，你还要注意吗啡、红霉素、解热止痛药、酮康唑等药物，这些药物可降低精子的活力。

- **其他：** 有些涂抹在皮肤表面的药物，比如，含有表面活性剂、有机金属化合物、弱酸等成分的药物。同时，你还要提醒妻子，若是出现了阴道炎，正在使用阴道内塞药，就往后推迟备孕计划。

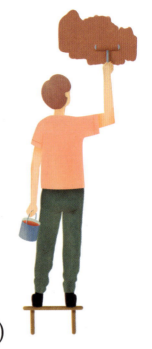

保护好精子宝宝（生活篇）

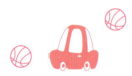

为了生育一个聪慧、健康的宝宝，你和你的妻子都应该为自己营造一个舒适的居家环境，因为舒适的环境能让人得到放松，身心舒畅，可以为妻子受孕创造有利条件。

装修污染有影响吗

很多装修材料中都存在有害成分，用这些材料装修房屋很容易导致房屋的有害成分超标。若是你的妻子怀孕后在这间房屋居住，就可能会导致新生儿畸形，甚至使你和妻子患上白血病、再生障碍性贫血等疾病。所以，想要宝宝的你们在装修和购买家具的问题上一定要多加注意。房屋装修完毕，不要太过心急入住，要将房间所有的窗户都打开，直到将室内所有的有害物质都排放出去。

改掉不良的生活习惯，让精子宝宝充满活力

许多生活中常见的小习惯都可能会影响精子的健康，准爸爸们快看看自己有没有中招吧！

喜欢待在温度高的场所。精子喜欢阴凉的环境，不喜欢被温热的空气围绕，无论你在做什么，最好时刻保证阴囊的温度比体表温度低1～2℃，这样精子才能顺畅地游动。可是什么行为会让阴囊的温度变高呢？

爱穿紧身裤。紧身裤或用防水布料做成的裤子，会让你的阴部承受挤压，从而使精子由于缺氧、高温而死亡。所以，最好多穿宽松的裤子，让阴囊更加舒适。此外，准爸爸还要注意，不要将手机放在裤兜中，这个部位接近腹股沟，容易使阴囊的温度升高，损伤到精子。

经常骑自行车。适当骑自行车，可以锻炼身体，但如果经常骑自行车，你的睾丸、前列腺就需要长期紧贴座椅而遭受压迫，使前列腺以及附属性腺处于充血状态，可能导致睾丸水肿、发炎等，不利于精子的生成、精液的释放等。另外，若是在凹凸不平的道路上骑自行车，还有可能因为颠簸而使阴囊受伤，从而导致精子无法生成。

快速减肥。体重超重的准爸爸是应该进行减肥，但是不要在快速减肥期间使你的妻子受孕。这是因为在胖人的身体里有更多的有害物质，通常在脂肪组织中的有害物质不会对人体产生较大的伤害，但在快速减肥期间，脂肪会分解代谢，而其中的有害物质也会析出，进入人体的血液，这样势必会对精子的质量造成一定的影响。

Tips:

戒烟要提前

香烟的有害成分已经不仅仅只是伤害你的肺部健康,还会导致染色体出现变化,影响下一代的健康。烟草中的尼古丁、醇类物质,在进入男性体内后,会诱导精子DNA断裂,导致精子畸形或少精。所以,作为准爸爸,你至少应该在妻子孕前半年戒烟。

将笔记本电脑放在大腿上使用。美国有研究表明,成年男性长期错误地使用笔记本电脑,会对他们的生殖健康造成伤害。因为男性的精子会因为高温而不能正常生成,而将笔记本电脑放在双腿上使用,其在运行过程中所产生的热量会渐渐导致双腿温度升高,导致生殖器及其附近的温度也升高。如果准爸爸经常这样使用笔记本电脑,精子的数量肯定会减少,从而影响生育。

趴着睡觉。趴着睡觉不仅会影响呼吸、压迫内脏,还会对生育造成不良影响。经常趴着睡觉,会使阴茎受到刺激,从而造成多次遗精,进而使人出现头晕、乏力、注意力分散等症状,甚至影响正常生活。此外,长时间趴着睡觉会使阴囊的局部温度升高,影响精子的生成和发育。所以,不管是为了健康还是下一代,你都应该避免这一睡觉姿势。

工作环境也可能影响你的健康

随着社会发展的速度越来越快,人们所承受的压力越来越大,所以出现了很多不孕不育的育龄男女。工作压力大、没有太多的休息时间、饮食混乱、长时间缺少性生活的人很容易造成精子数量减少。此外,由于精子代谢速度变缓,还会对精子的质量、数量、活力造成很大的不良影响,从而不利于生育。

如果从事电离辐射研究、电视机生产、医疗部门的放射线、高温作业、振动作业等工作,建议最好在孕前更换工作。

不健康的饮食习惯要及时改正

作为准爸爸,你有没有考虑到改进一下你和妻子的饮食习惯呢?也许正是因为你小小的一个改进,你的宝宝可能就远离了中枢神经系统发育异常等危险。

- **无节制饮酒:** 如果你长期或大量饮酒,身体的健康状况就会受到影响,甚至还会导致精子畸形,若是这样的精子与妻子的健康卵子结合,就很有可能导致她流产,甚至生出不健康的宝宝。

  为了宝宝的健康和聪慧,你和妻子要在孕前的6个月避免大量饮烈性酒。除了烈性酒,酒类饮料也要避免大量饮用,比如啤酒、葡萄酒等。

- **不吃果蔬:** 可能你不爱吃果蔬,但果蔬中含有很多男性生殖生理活动所需要的物质。若是长期不吃果蔬,就会影响性腺的发育和精子的生成,甚至造成不育。

- **过多食用包装食品:** 包装食品势必会经过一系列加工、包装、运输、储存等过程,在每一个环节中食物都有可能受到有毒金属、霉菌毒素等有害物质的污染,从而影响人体的健康。

- **大吃大喝:** 准爸爸在妻子备孕期间是要补充营养,但是也不能补过头,否则影响了体内的激素水平,容易降低性功能,对生育不利。

作为备孕男性中的一员,除注意以上不良饮食习惯外,还应该注意均衡饮食。在平时,应注意加强蛋白质、矿物质和维生素类的摄入,科学安排自己的一日三餐,在做到补充营养的同时,不过量进食。

叶酸对于准爸爸同样重要

备孕期间男性叶酸不足会降低精液的浓度,削弱精子活力,有时还会造成精子中染色体分离异常,这不仅容易引发怀孕女性流产,还会导致胎儿出现问题,如21-三体综合征。此外,还会增大胎儿成年后患癌症的概率。所以,补充叶酸的责任,你不容推卸。

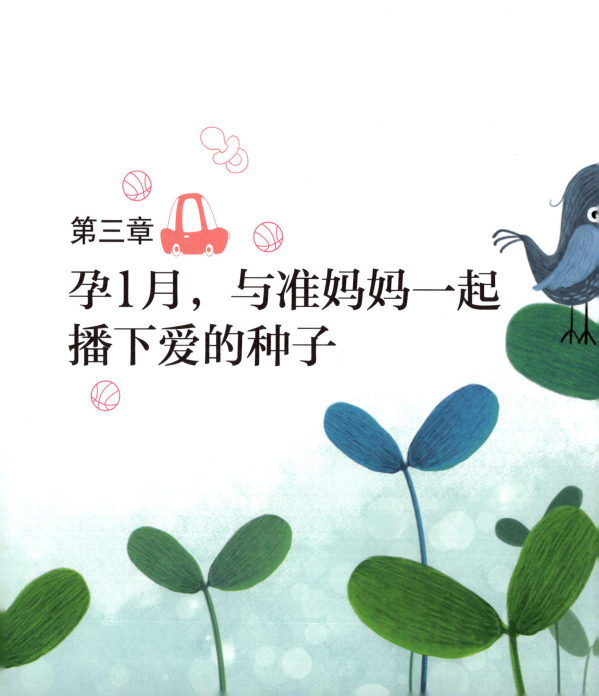

第三章

孕1月，与准妈妈一起播下爱的种子

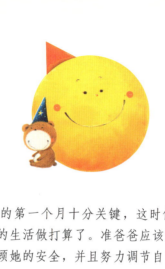

准妈妈怀孕的第一个月十分关键,这时候准爸爸就应该开始为今后的生活做打算了。准爸爸应该时刻注意准妈妈的生活,照顾她的安全,并且努力调节自己与爱人的心理健康。胎教在此时也可以开始了,这样可以让准爸爸与宝宝建立亲密的联系,让家庭温暖和谐。

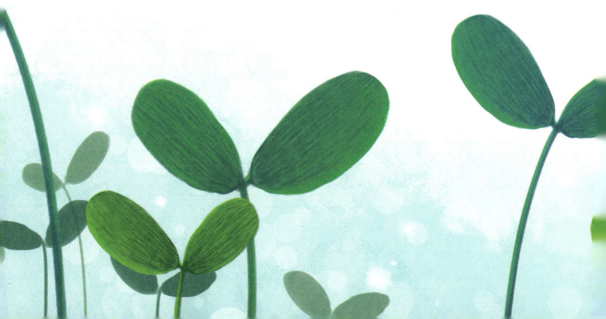

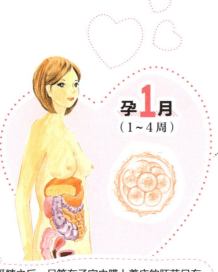

孕1月（1~4周）

受精之后，尽管在子宫内膜上着床的胚芽只有很小的体积，但是它正以极快的速度生长着。

孕1月

宝宝的发育状况

宝宝的第1周

第1周，就是最后一次月经开始的那一周，子宫内膜脱落形成月经之后，体内的激素会促使又一次排卵。

宝宝的第2周

第2周，子宫内膜逐渐变厚，开始真正地为排卵做好准备。排卵时有的女性会感到疼痛。

宝宝的第3周

第3周，精子与卵子在输卵管里相遇，并完成了受精与着床的过程。受精的卵子被称为受精卵，受精卵在输卵管里移动并最终进入子宫内部，接着就开始发生细胞分裂，此刻即是怀孕的开始。这一时期在子宫内生长的胚胎实质上不过是一个细胞群，体积非常微小，然而它以飞快的速度增殖、发育、成长。

宝宝的第4周

第4周，微小的受精卵在子宫内部找到自己的位置并固定下来，完成了向胚囊的转变。当它到达子宫的时候，受精卵分裂成两部分，一部分黏附在子宫壁上形成了胎盘，另一部分就变成了胎儿。进行B超检查可以观察到胎儿所生存的初始场所——胎囊。到第4周周末的时候，月经就停止了，可以明显感觉到身体发生了变化。

准妈妈身体变化

第2周

第2周周末，排卵就会开始。20个左右的卵子经过自然选择，只有一个携带着准妈妈基因信息的卵子胜出，它从输卵管向子宫进发。卵子在输卵管中的寿命为12～36小时，在这期间，差不多有3亿个精子争先成为那个找到并进入卵子的幸运儿。实际上，能到达卵子的精子只有几百个，而最终只有一个精子能冲破重重障碍，与卵子结合在一起。

第3周

第3周，由于还没有经过1个月经周期，准妈妈对自己怀孕的事情可能还无所觉察。当然这一时期还未出现乳房胀大和孕吐等现象。

第4周

第4周，由于月经的停止，女性往往恍然得知自己怀孕的事实。尽管维持妊娠过程的黄体酮开始分泌，但还不会使准妈妈发生体重或外表的变化。

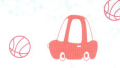

作为准爸爸，我需要注意哪些问题

掌握妻子的排卵日

正常育龄女性每月只排一个卵子，有时卵细胞发育不好，也不能受精，并且精子和卵子存活时间相对较短，精子排入女性体内只能存活48～72小时，卵子从卵巢排出24小时内活力旺盛，精子和卵子在这个时间段相遇才能受孕，因此，如果想顺利怀孕就必须在排卵期间同房。

如何计算排卵期呢？下面介绍4种预测排卵期的方法：

- **推算月经周期** 月经周期正常的女性，多在两次月经中间排卵。如周期后延者，排卵期应在下次月经来潮前14天。

- **宫颈黏液性状** 排卵前24小时宫颈黏液量增多，透明无色，呈鸡蛋清样，黏性很强，不易拉断。

- **测量基础体温** 月经周期分为卵泡期、排卵期、黄体期和月经期，在这4个时期内基础体温也随之变化，这是孕激素在起作用（基础体温又叫静息体温，指人经6～8小时睡眠醒来后，尚未起床、进食或谈话前所测定的口腔体温。它可以间接反映卵巢排卵及黄体功能）。当孕激素的分泌活跃时，人体基础体温上升；孕激素不分泌时，则会出现低体温。正常情况下，从月经开始那一天到排卵的那一天，因孕激素水平较低，所以此时段女性一直处于低体温，一般为36.2～36.5℃。排卵后，卵泡分泌孕激素，基础体温会上升到高温段，一般在36.8℃左右。

日历

　　可以把从低温段向高温段变化的几日视为排卵期，在这期间同房，容易受孕。因此，在受孕前要测量妻子的体温。由于基础体温会受失眠、发热、用药等多种因素影响，因此除应掌握正确的测算方法外，还要保持有规律的生活，并将有关因素记录在表上。一般需连续测算 3 个月以上才能够判定。

✚ **阴式 B 超**　如果条件允许还可到医院做阴式 B 超监测卵泡发育，在医生指导下同房，增加受孕机会。

　　排卵期前后两天为易受孕期，根据上述 4 种方法综合考虑推测排卵期。当你们计划要宝宝时应该选择在排卵期同房，这样可以提高受孕的概率。如一年仍未受孕，可到医院就诊，查找原因。

把握最佳受孕时机

✚ **选择最佳受孕年龄** 从有利于准父母的工作、学习、健康、经济实力、体力、精力等多因素考虑，一般认为女性24～30岁、男性25～35岁为最佳生育年龄。

✚ **选择最佳受孕月份** 结合我国的自然情况，从怀孕过程来分析，一般认为受孕的最佳月份是7～9月。因为此时正是蔬菜、水果比较丰富的季节，能够满足准妈妈和胎儿对孕早期营养的需要。妊娠中期是胎儿发育旺盛时期，需要大量营养，这时正值秋天，气候宜人，有利于准妈妈摄取顺口清爽的营养食物，能够供给胎儿足够的营养物质，保证胎儿的生长发育。分娩时又适逢大地回春，正是大自然生机勃勃的美好季节，更有利于婴儿的成长和发育。

✚ **选择最佳受孕时间** 通常认为，夫妻在晚上的21～22点同房受孕较好。这段时间既是人体功能的日高潮期，又与中医理论的"阴盛精气足"说法一致，此时同房怀孕更容易怀上聪明健康的胎儿。此外，在这段时间里同房，事后你和妻子会很快入睡。妻子睡眠中保持身体平卧，有利于精子沿子宫内壁向输卵管里游动，对精子顺利到达输卵管壶腹部与卵子结合非常有利。

在适宜的时间进行性生活

要想如愿以偿地按照自己选定的时间怀孕，你们最好在妻子排卵期内同房，这样受孕概率就高。在排卵期前应减少同房的次数，这样你能够养精蓄锐，以产生足够数量的高质量精子，但也不宜过少，以免精子老化。一般来说，在排卵前4天每两天一次性生活较易受孕。

增加受孕概率的体位

不同的受孕体位对受孕的影响是不同的，有的体位会提高受孕的概率，有的体位会减少受精的机会。像站立式、坐式等体位由于妻子的阴道口向下而使精液流失，不利于受孕。最佳的受孕体位是男上女下的仰卧位，妻子需要两腿弯曲，阴道稍缩短与子宫腔成直线，精液不容易外流，又不致存于阴道后穹窿，精子容易进入子宫颈口，有利于受孕。同房时为了防止精液流出阴道，可以用枕头或其他软物垫于妻子臀下，保持骨盆高位，提高受孕的概率。

利于受孕的前戏与激素

适当前戏有利怀孕，相信你一定发现前戏能满足你的情感需求，带给你被人接纳或被人需求的美好感觉。前戏时间越长，你最后射精的感觉越愉悦，而且性爱维持的时间也可能延长。另外，你一定也希望在性爱中得到妻子更多的反馈，而前戏是否成功是你们判断自己是否表现尚佳，能否进一步进行性生活的重要标准。在前戏过程中你和妻子都会分泌大量的加压素和性激素，这就构成了一个有利于生殖的内环境，使排卵、射精、受精、着床等一系列环节都符合生理特点，这种内分泌激素的协调及内环境的稳定，为成功受孕提供了保障。如果未做前戏而骤然行房，则加压素和性激素的分泌可能不足，此时各种条件均不具备，不利于受孕。

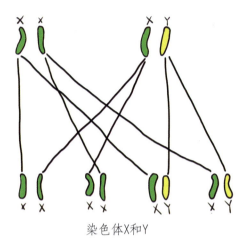

染色体X和Y

双方的性高潮增加受孕概率

双方的性高潮可以提高受孕概率，性高潮不只是精神享受，也能为孕育高质量的胎儿创造条件。男性在性高潮时射精会使精液激素充足，精子活力旺盛，精子数量也会增加，有利于短时间内与卵子相遇，减少在运行中受外界因素的影响。女性在性高潮时，子宫颈的碱性分泌液也会增多，可以中和阴道的酸性环境，创造更适合精子生存的环境。同时分泌物中的营养物质，如氨基酸和糖的含量也会增加，提升精子在阴道里的运动能力。性高潮时阴道周围的肌肉会强烈收缩，有助于将精子吸进子宫颈和子宫。

小公主还是小王子

人体细胞有23对染色体（即人的遗传物质），其中有1对是性染色体，分为X染色体和Y染色体两种。这两条性染色体，一条来自妈妈，一条来自爸爸。如果两条都是X型，将来便会孕育出女孩；如果X型、Y型各一条，便会孕育出男孩。女性的成熟卵细胞只含X型的性染色体，男性的精子有X型、Y型两种性染色体，数量相等。卵细胞与不同类型的精子结合，便决定了胎儿的性别。精子与卵子结合完全是随机的。

第三章 孕1月,与准妈妈一起播下爱的种子

和准妈妈一起做好心理准备

如果这是你第一次当爸爸,那么这将是你人生中最激动人心的一段经历。你们也许已经预感到生活将从此发生很多变化。生育儿女意味着你人生前一个阶段的结束和另一个阶段的开始,意味着你不会像从前那样随时随地可以去做自己想做的事情。面对这种改变,许多准爸爸常常会有被束缚的感觉。你会逐渐发现,在拥有儿女的幸福快乐的同时,也要放弃一部分自由。

面对这些问题,你要找个能让自己平静的时间和空间,想清楚如何去面对这些生活中的改变。

面对复杂的情绪

当你得知妻子怀孕,自己就要当爸爸时,心情肯定会有波动,所以你要正确认识并及时处理好自己的情感波动。

兴奋和惊奇

当你意识到自己即将成为一个父亲时会非常兴奋；当你想到两个细胞相遇并在近10个月里慢慢生长发育成为一个婴儿，也会感到惊奇。在你整个人生中，可能会经历几次这样的时刻，但是这种经历不会持续很久。短暂的激动后，最终还是要将自己的情绪调整到平常的状态，因此当你经历这一刻时，不妨仔细地体味。

自豪感

你会对自己即将成为父亲而自豪，因为生儿育女是人一生中最重要的事情之一，拥有孩子也是一件让人激动的事情。事实上，每次当你感到胎儿的存在时，这种自豪感便会油然而生。当你从B超机屏幕上看到他，或当你听到他的心跳，感觉到他在动，特别是第一次抱起他时，你都会有这种感觉。

焦虑感

在孕育宝宝的过程中，作为准爸爸的你会备感责任重大，不仅仅是因为即将出生的宝宝，还有孕期中的准妈妈。你对未来和家庭变化感到担心是很正常的。你会突然发现自己将失去很多，也会感觉到未来有诸多不确定因素，也许还会发生更糟糕的事情，这会导致你的焦虑和担忧。这其实是好事，有助于你集中注意力，去了解和掌握需要关注的事情，更好地保护家人。恐惧也是人最好的动力之一，只要你能够很好地控制它。如果你无法控制并因此变得牢骚满腹，就要回过头来重新评估当前的形势了。

了解准妈妈的焦虑

怀孕是女人一生中一段令人激动和快乐的经历,同时也会有焦虑伴随左右。焦虑是压力导致的一种常见反应,孕育胎儿毫无疑问会产生压力。虽然焦虑能让人更关注眼前所面临的问题,但是如果没有好的办法来应对压力、解决问题,也会被它所困扰,无法摆脱。

称职的准爸爸要学会倾听

如果准妈妈将所有的焦虑都憋在心里不说出来,只会加剧痛苦,甚至无法感受到生活的快乐。你需要尽力让她将自己的想法、考虑和期望都倾诉出来。你是否能够做到,在认真倾听她的观点后再做出相应决定?这个问题直接关系到妻子怀孕的心情,进而影响你们夫妻之间的感情。

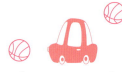

准妈妈的生活，我来照顾

作为家庭的一分子，你要成为准妈妈的坚强后盾，承担起让她的生活更加轻松的责任。妻子怀孕以后，以前她可以轻松完成的工作现在以至今后的几个月里会变得越来越困难，有时还具有一定危险性。怀孕以后，由于激素等原因，妻子的情绪也会发生巨大的变化，即使是平时温婉贤淑的女人，有时也可能让你感到不可理喻。

调整生活，做个居家好男人

许多男性朋友在下班以后会去参加一些应酬，跟朋友聚一聚、吃吃饭、喝点酒、打打牌、踢踢球等，也许你以前也是他们当中的一员，一旦你妻子怀孕了，你就需要调整一下自己的生活了。作为丈夫，你要尽可能在下班以后直接回家，做做家务，陪妻子吃饭、聊天或者出去散散步，与她一起分享怀孕时的各种感受。有些应酬除非必须到场，你都可以以"我老婆怀孕了，我得回家陪她"的理由推掉，相信大家都不会笑话你是"妻管严"，反而会钦佩你这个"爱妻族"，羡慕你的幸福生活呢。

我该为宝宝和准妈妈营造什么样的居住环境

准妈妈的居住环境应注意以下几个方面：房间要有较好的通风条件，室内应整齐洁净，舒适安静。温度保持适宜：冬季最好在 18～22℃；夏季宜保持在 26～30℃。烧煤取暖者应注意防止发生一氧化碳中毒。房间湿度也要适宜：室温在 25℃左右时，适宜的空气湿度是 40%～50%。室温偏低，空气湿度的要求也相应低，调节的办法是移走室内潮湿的物品及沸腾的开水，打开门窗通风，以散发潮气。反之要高些。

注意妻子的用药安全

怀孕期间的用药既要对准妈妈本人无明显不良影响，还必须保证对胚胎、胎儿无不良影响。因此，将母婴安全放在首位是孕期用药的原则。一定要合理用药，即根据准妈妈所患疾病的具体情况，正确选择对胚胎、胎儿无害，又对准妈妈所患疾病最有效的药物，因人而异地制定治疗方案，随着病情变化及时更换药物。

准妈妈用药的注意事项

- 孕期用药一定要先征求医生的意见。
- 能用一种药物，避免联合用药。
- 能用疗效不错的老药，避免使用尚难确定对胎儿有无不良影响的新药。
- 能用小剂量药物，避免使用大剂量药物。
- 若怀孕早期因准妈妈病情需要而必须使用对胚胎、胎儿有害甚至可能致畸的药物，应咨询医生，考虑是否要终止妊娠。

不能一味地拒绝药物

很多夫妻都担心怀孕期间用药会影响胎儿的生长发育，却忽略了疾病本身对胎儿的影响，一味地拒绝使用药物治疗，甚至不到医院就诊，这样很可能延误准妈妈的病情。月经周期正常的女性，在停经10天内用药问题不大，不必恐慌。在10~100天之内（3个月之内）胚胎发育较快，对药物很敏感，最好禁用。在3个月以上，除中枢神经系统外，胎儿的各个系统基本发育完成，用药对胎儿影响就会大大降低。如果遇到孕期误服药物等情况，最好尽早到正规医院产前诊断中心就诊，将详细的服药时间和服药剂量提供给医生。

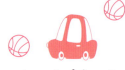

从胎教开始,参与宝宝成长的每一个环节

从某种意义上说,比起出生后10年的教育,10个月的胎教更加重要。如今,很多父母都相信有效的胎教可以生出聪明又健康的孩子,并把此当作进行胎教的核心理由。大量研究成果说明,胎教是有科学根据的。胎教可以有效地降低宝宝自闭症的风险,并且让宝宝大脑发育更快更聪明。胎教还可以增进爸爸妈妈与宝宝之间的情感联系。

胎教是什么

广义的胎教是指为了促进胎儿身心健康,并确保准妈妈安全所采取的各项保健措施。通过母体给予胎儿有利于其大脑和神经系统功能尽早成熟的有益活动,进而为出生后的继续教育打下良好基础。狭义的胎教是根据胎儿各感觉器官发育成长的实际情况,有针对性地、积极主动地给予适当的信息刺激,使胎儿建立起条件反射,进而促进其大脑机能、躯体运动机能、感官机能及神经系统机能的成熟。

著名的斯瑟蒂克胎教法

一对普通的美国夫妇生下的孩子智商竟然都超过160，他们所采用的胎教方法一时之间成为热门话题。根据这对夫妇的名字，斯瑟蒂克胎教法诞生了，其主要内容是对胎儿说话并通过卡片教给他们文字与数字。斯瑟蒂克胎教法的中心思想是，只要以父母对孩子的爱为基础制定完全的怀孕计划，并积极地将其付诸实践，无论是谁都可以生下聪明伶俐的小孩。

胎教对宝宝好处多多

接受胎教的宝宝出生后往往会心理更健康并且更聪明，也有以下特点：

- 对音乐敏感，有音乐天赋。一听见胎教音乐，就会露出非常高兴的表情，并随韵律和节奏扭动身体。
- 心理行为健康，情绪稳定，总是乐呵呵的，非常活泼可爱，夜里能睡，不哭闹，好带。
- 语言发展快、说话早，有的宝宝2～3个月就能发"a、u、ba、ma"音，有的半岁会发"爸、妈、爷、奶、姨"音，1岁会说2～4个字的句子。
- 大运动能力发展优秀，这些宝宝抬头、翻身、坐、爬、站、走都比较早，动作敏捷且协调。
- 手的精细运动能力发展良好，抓握、拿、取、拍、打、摇、对击、捏、扣、穿、套、绘画等能力强。
- 学习兴趣高，喜欢听儿歌故事，喜欢看书。

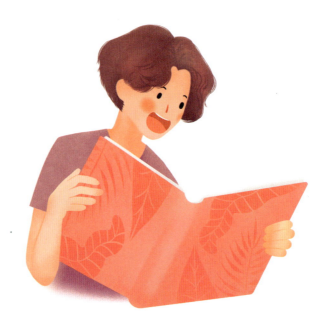

我和宝宝最初的互动

有些家庭把胎教看成是准妈妈一个人的事情，忽视了准爸爸的作用。从某种意义上说，宝宝的聪明健康，在很大程度上取决于准爸爸。如果准爸爸与准妈妈一起参与胎教，能让准妈妈感觉自己受到重视，并享受这种夫妻情爱，也能让宝宝感受到浓浓的父爱，这对于孕育一个健康聪明的宝宝来说具有非常重要的意义。

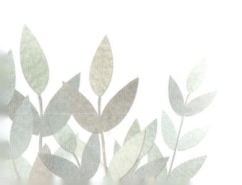
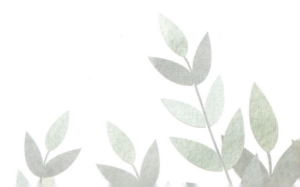

斯瑟蒂克胎教法的应用

✚ 经常用悦耳、快乐的声音唱歌给胎儿听。

✚ 多播放旋律优美、节奏明快的音乐或歌曲,将幸福与爱的感觉传递给胎儿。

✚ 随时与胎儿交谈。从早上到晚上睡觉,一天里在做什么,想什么,都跟胎儿说。

✚ 给胎儿讲故事。自己必须先了解故事的内容,再发挥丰富的想象力,把故事说给胎儿听。说故事时,声调要富有感情,不要单调乏味。

✚ 多外出散步,增长见识。外出散步,无论看到什么,如车辆、商品、行人、植物,都可以将它们变成有趣的话题,细致地描绘给胎儿听。

✚ 利用形象语言。在白色的图书纸上,利用各种色彩来描绘文字或数字,加强视觉效果。教导文字时,除反复念之外,还要用手描绘字形,并牢牢记住文字的形状与颜色,而且要有形象化的解说。以A为例,可以对胎儿说,A好像是一顶尖尖的帽子,然后选出一个以A为首的单词教给胎儿。

✚ 宝宝出生后跟进。宝宝出生以后,最好把胎教所用过的东西,放在宝宝面前,这样宝宝就会慢慢回忆起以前学过的内容。

第四章
孕期，成为准妈妈的坚强后盾

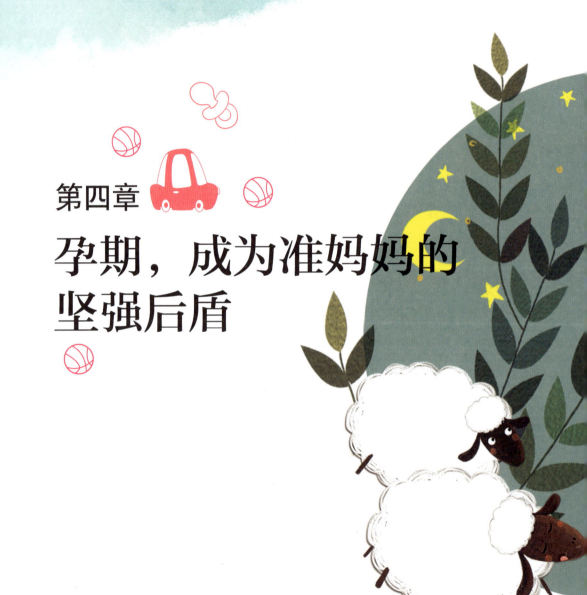

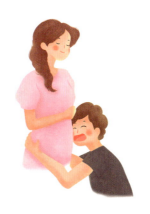

孕期的10个月对于准爸爸来说应该是又兴奋又煎熬，这也是考验夫妻关系的重要时刻。这段时间，准爸爸不仅要照顾准妈妈的起居，更要尽力为她营造良好的生活环境，让宝宝在健康的环境下成长。在此期间，准爸爸要注意自己心态的调整，多多陪伴准妈妈，让她感受到家人的关心与爱，让她知道自己的爱人会与她共同面对这辛苦但又幸福的10个月。

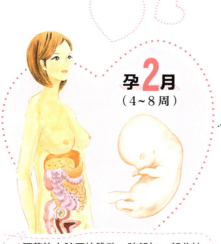

孕2月（4~8周）

胚芽的心脏开始跳动，脑部与一部分神经细胞发生分化，其他内脏逐渐形成。

孕2月，帮亲爱的她应对孕吐

宝宝的发育状况

宝宝的第5周

第5周，胚胎的直径只有一粒苹果籽大小，开始出现心跳。胎盘与脐带开始起供给营养的重要作用。心脏逐渐有了雏形，两条主心血管开始持续不断地收缩运动，大脑和脊椎也慢慢发育。随着骨骼的形成，已经可以区分胚胎的头部和尾部。

宝宝的第6周

第6周，胚胎头顶到臀部的距离是0.2~0.4厘米，这时其外观与蝌蚪有几分相似，并且生长发育迅速。胎儿长出眼睑和水晶体，四肢的芽体开始出现，头部、尾部和臀部都已可以轻易加以区分。此外，肝脏、胰脏、甲状腺、肺、心脏等器官开始形成，脑部的体积增加，血液循环也开始运作。做B超检查时有可能听见胚胎的心跳声。

宝宝的第7周

第7周，胚胎以令人难以置信的速度生长着，这一周开始时胚胎只有0.4~0.5厘米长，而到了周末那几天就会翻倍，变成了1.1~1.3厘米。

此外，心脏变得饱满，并分离出左心室和右心室，肺部也长出支气管，进入其发育的第一阶段。同时，大脑半球也逐渐成形，肠、盲肠和胰脏开始发育，眼珠发育成为一个黑点，身体开始变长，头部变大，眼皮也渐渐长出。

宝宝的第8周

第8周，胎儿身长已经增长到2厘米左右。在这一时期，胎儿有了嗅觉，眼球里色素含量增高，四肢也明显变长，其颈部开始发育，下肢的芽体分化为大腿、小腿和脚，上肢的芽体分化为手、胳膊和肩。生殖腺、男胎的睾丸以及女胎的卵巢开始出现，同时软骨组织和骨骼也开始生长。

准妈妈身体变化

第5周

第5周，大多数准妈妈此时开始出现恶心和呕吐症状，疲劳感更加强烈，因此这一阶段应该避免进行剧烈的运动、节食或者长途旅行。由于胸部明显变大，准妈妈开始有衣服穿不下的感觉。

第6周

第6周，准妈妈孕吐、疲劳等症状更加明显，体重也略有增加，也有因为孕吐而导致体重下降的情况。由于身体的变化比较明显，绝大多数准妈妈可以借此判定怀孕的事实。除了这些常见症状，准妈妈偶尔还会有乳房发痒并感到心口疼痛的症状，甚至会有一种不安的情绪。

第7周

第7周，眩晕和恶心等孕吐症状变得越发严重，乳头的颜色微微变深，乳腺发达起来。一些孕吐症状不太严重的准妈妈会发现自己的体重逐渐增加。

第8周

第8周，准妈妈子宫的体积渐渐扩大，体重也有所增加，但从外表上还看不出怀孕迹象。准妈妈腰部的轮廓逐渐消失，穿原来的衣服常常会觉得腰部被勒得很紧。

乳腺越来越发达，准妈妈会感到自己的胸部变得丰满。此外，下腹部、肋部和腿部也会不时出现疼痛的感觉。如果出现坐骨神经痛的症状，换一个地方侧躺下去就会有很明显的改善。

作为准爸爸，我需要关注哪些问题

验孕方法有哪些

一般有四种方法检测是否怀孕：尿液检查、B超检查、基础体温测定和血液化验。

尿液检查是最常见的方法，可以通过早孕试纸在家中检测，也可在医院检测，为提高准确性最好用清洁的中段晨尿检测。尿液检验结果为阳性证明已怀孕，如为阴性应在1周后复测，检验结果一般是可信的，但为排除异位妊娠，仍需要到医院进行详细检查。

B超检查是诊断早期怀孕的快速、准确的方法。阴式超声较腹部超声诊断早孕可提前1周。子宫内出现妊娠囊是超声诊断中最早出现的影像。

女性在怀孕后，体温会明显增高。这是因为受孕后，孕激素水平比较高，导致体温也比较高。如果体温持续保持高水平18天以上，怀孕的可能性很大。

通过血液定量检查绒毛膜促性腺激素，比普通的用早孕试纸定性检测尿液，能够更灵敏、更准确地对是否怀孕作出反应。

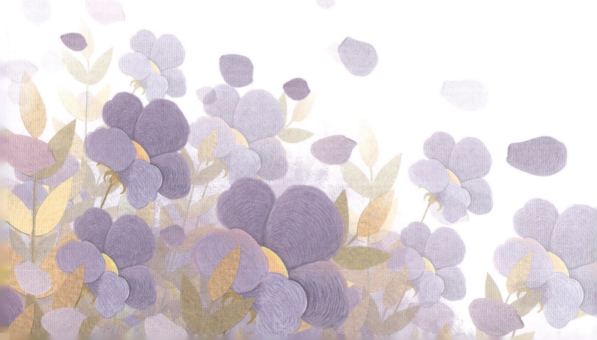

怎样推算预产期

女性从末次月经第一天开始到胎儿的出生,一般为280天。如果怀孕前每天测量基础体温,就可以知道受孕日期并由此推算出预产期。基础体温的曲线中,低温期的最后一天即为排卵期,再加上38周(266天)就是预产期。或者只要记住末次月经的第一天是几月几日,就可以按照"月上减3或加9,日上加7"这个公式来计算了。

帮助准妈妈应对早孕反应

孕吐是大多数准妈妈在孕早期会面临的问题,那种感觉很糟糕,很无助。但不用担心,这是孕育胎儿必须经历的考验之一,从另一个角度讲,也代表着准妈妈激素水平高且妊娠稳定。你可以采取一些措施来帮助准妈妈调节身体状况,缓解孕吐。

精神状态与孕吐

孕吐与准妈妈的精神状态关系密切,所以舒适的环境非常重要。若是因为你们的家庭环境导致的情绪低落,不妨让准妈妈暂时换个环境,回娘家一段时间。

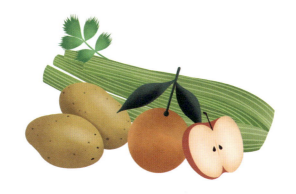

要给准妈妈多补充水果和蔬菜

便秘与孕吐的联系

怀孕时容易便秘,尤其孕吐严重时,因此只要治好便秘,孕吐症状也可随之减轻。这种情况可以让准妈妈多吃富含纤维的蔬菜,如芹菜、菠菜、红薯、土豆、苋菜、菜花等;富含膳食纤维的粗粮谷物,如小米、玉米等;含有大量水分和维生素的水果,如苹果、橙子、橘子、香蕉、猕猴桃等;富含油类的核桃、花生、瓜子等坚果,以及麻油、豆油等植物油。这些食物可促进肠蠕动,加速新陈代谢,避免形成便秘或患上痔疮。同时,怀孕时期容易运动不足,所以,你还要提醒和陪伴准妈妈适当运动,养成每日排便的习惯。若因孕吐过于严重而吃不下,可咨询医生采取相应措施。

口味的变化

这一时期,有的准妈妈想吃酸的食物,有的想吃辣的食物,有的想吃平时从来不爱吃的食物,也有的除了口味变化和挑剔外,还不停地吐口水。大多数准妈妈对肉味、油腥味、香烟味等有反胃现象,只要一闻到这些味道就会恶心甚至呕吐,严重者可能一整天都无法进食,对母婴的身体健康造成很大影响。因此,你除了咨询医生外,还应当留意准妈妈的恶心状况,努力找到缓解的办法。

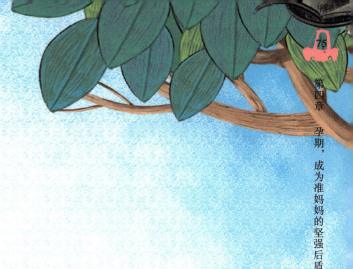

适合孕妈妈的食品

此期间最好让准妈妈远离厨房,尽量避免油烟味。吃饭时,饭菜要放凉一些再吃,气味变淡了,就不会刺激胃黏膜,可以减轻恶心。由于呕吐会造成营养和水分的流失,因此,应该让准妈妈在饭前、饭后1小时左右,喝些大麦茶、燕麦粥、配方奶、果汁等。水果是每天必须要吃的,还要吃些坚果类食品,如核桃、杏仁、南瓜子、葵花子、开心果、松子、芝麻等,因为这些食品中所含的亚油酸等不饱和脂肪酸和蛋白质,对胎儿的生长发育极为有利。

睡前小零食

为了不让准妈妈在早晨起床时因胃里空空而恶心,可以在睡觉前给她适量吃一些饼干、小酥饼等碳水化合物丰富的食物。这个时期的进食方式应根据准妈妈的具体情况调整。准妈妈孕吐严重时,可以咨询医生,遵照医嘱服药或住院治疗。

预防准妈妈贫血

准妈妈血液中的铁元素含量不足时,孕吐症状往往会变得更加严重。为了改善这一情况并预防贫血,应该相应地调整饮食结构。避免吃凉粉、柿子和绿茶等含有大量单宁的食物,多吃可以改善贫血状况的动物肝、肾以及生蚝、牡蛎和紫菜。鱼类中较为合适的有沙丁鱼、秋刀鱼等。其中秋刀鱼不仅蛋白质的含量比牛肉和猪肉高得多,还含有大量的维生素 B_{12} 等元素。

B族维生素

维生素 B_{12} 的学名叫作钴胺素,由于它对贫血症状有着特殊的改善效果而被人们称作为"红色维生素",它不仅直接参与造血,还是蛋白质与核酸合成的重要成分,并具有强化肝功能的作用。另外,缺乏维生素 B_6 会使贫血状况更加严重。牛肝、酵母和荞麦中含有大量维生素 B_6。

帮助准妈妈做好心理调节

很多准爸爸认为自己马上要做爸爸这件事是难以想象的,他们甚至觉得自己还是个孩子,一下子要去照顾一个更小的孩子,很难做到。你可以经常跟妻子一起畅想未来,共同描绘一下三口之家的幸福生活场景,想象自己成为理想中的父亲的样子。这样,你很快就能进入准爸爸这个全新的角色当中来。

准爸爸的"早孕"反应

别怀疑,其实你也可能有"早孕"反应。研究发现,60%的男性会在妻子怀孕时产生类似怀孕的生理症状,如晨吐、口味改变、腰背疼痛等,只不过每个人的轻重程度不同而已。出现这种症状的原因目前还没有明确解释,不过,普遍的说法就是男性在潜意识中想更多地参与到妻子怀孕的过程中来,毕竟这是一件会改变他生活的大事,他也需要有一个过程让自己接受做父亲这一新角色的任务。

成为准妈妈的骑士

理想条件下，你应该和准妈妈一起决定每一件事情。但实际上大部分决定都是由准妈妈一个人做的。虽然你可能不会觉得这样做有什么坏处，但是准妈妈有时会觉得自己很难做决定，所以你要做好准备，必要时承担起做决定的责任。你了解得越多，参与得越多，你的准备就会越充分。

努力参与到怀孕的过程中

在最初的几个月，怀孕会比想象中更复杂。从一开始你就要告诉准妈妈，你非常希望能够与她一起参与到孕期的每一件事情和决策中。千万不要把一切事情都丢给她一个人。你可能不能参加每次产前检查，特别是当这种检查非常频繁时，但是重要的检查你还是应该尽量参加。总而言之，你要做准妈妈忠实的保护者。要带准妈妈到附近医院做产检；要改变喝酒、抽烟、晚归等不良习惯。

了解妻子的心理状态

准妈妈在孕早期时会产生强烈的心理波动，大致有以下三种情况：过分担心，早孕反应和心理紧张。有些准妈妈盼子心切，又对将来的生活茫然无措，比如为住房、收入、照料婴儿等琐碎问题担心，导致心理高度紧张。这三种不良心态都会使准妈妈情绪不稳，甚至会表现出神经质。这对准妈妈和胎儿是十分不利的。

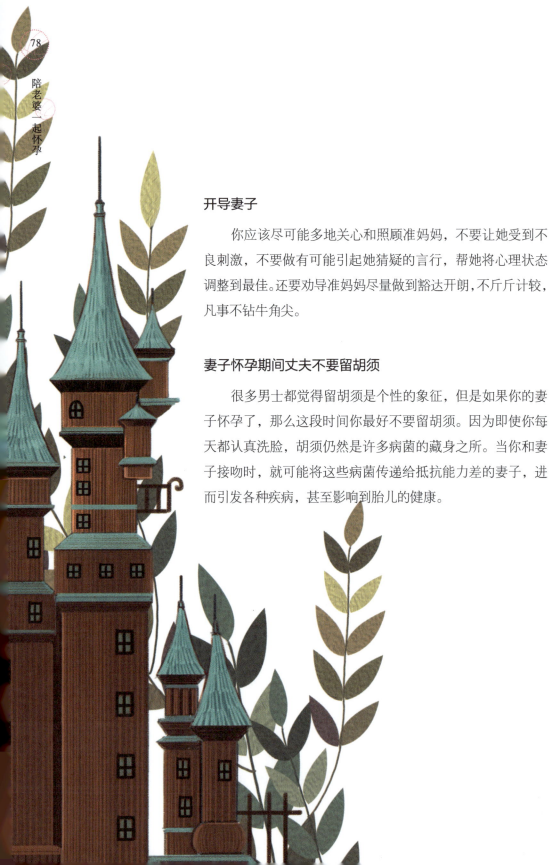

开导妻子

你应该尽可能多地关心和照顾准妈妈,不要让她受到不良刺激,不要做有可能引起她猜疑的言行,帮她将心理状态调整到最佳。还要劝导准妈妈尽量做到豁达开朗,不斤斤计较,凡事不钻牛角尖。

妻子怀孕期间丈夫不要留胡须

很多男士都觉得留胡须是个性的象征,但是如果你的妻子怀孕了,那么这段时间你最好不要留胡须。因为即使你每天都认真洗脸,胡须仍然是许多病菌的藏身之所。当你和妻子接吻时,就可能将这些病菌传递给抵抗能力差的妻子,进而引发各种疾病,甚至影响到胎儿的健康。

第四章 孕期，成为准妈妈的坚强后盾

准妈妈的生活，我来照顾

接下来的几个月里，准妈妈需要通过你的协助来获得更多的自由时间，比如你去市场买菜或整理房间时，准妈妈就能腾出时间来睡一会儿，缓解一下疲劳。休息得越充分，准妈妈就越不会产生压力和焦虑。

帮助准妈妈合理规划时间

如果准妈妈是一个从来不忍心说"不"的人，或她喜欢同时进行许多工作，你有必要帮助她推掉不必要的工作，并为她合理安排时间。在未来的8个月里，她的身体和情绪都会有很大变化，她必须集中精力做好准备，并保证充足的休息。

我是你的随行"保镖"

妻子成为准妈妈了，你在骄傲和幸福之余，恐怕还避免不了担心吧！因为即使成为准妈妈，上班、购物、走亲访友等活动都不可避免。这让你总是担心妻子和胎儿的安全，孕早期你会担心小家伙保不住，孕中期你会担心妻子行动不便有危险，孕晚期你还会担心小家伙不知何时会"光临"。与其总是担心不已，不如在妻子出行时陪在她身边做个"保镖"吧！

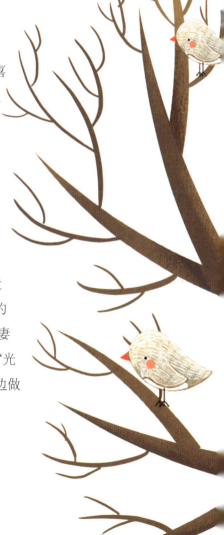

出行安全很重要

如果你能开车接送妻子上下班，那她就比较幸福了。尤其是在孕早期，她能够避免挤地铁、公交之苦，降低流产的危险。不过一定要提醒妻子坐车时系好安全带，以防止急刹车或者颠簸时碰到腹部。如果妻子乘坐公共交通出行，要提醒她注意安全，别磕着碰着。

确保准妈妈摄取充足的水分

在入睡之前可以给妻子准备一些果汁、配方奶等饮料，等她夜里醒来的时候就可以喝上两口。这样既能及时补充孕吐所带来的水分缺失，又能防止便秘。另外，最好不要让妻子同时吃固体和液体食物。应先吃固体食物，隔一段时间再吃液体食物，这样有助于消化，减轻肠胃负担。

时刻小心准妈妈出现营养不良或脱水

如果准妈妈用餐后孕吐加重,你可以考虑给她减去一餐,但同时必须好好研究什么才是利于消化的食物和烹饪方法。呕吐非常严重的时候准妈妈难以进食,这时就有可能出现营养不良或脱水的现象。这对胎儿和准妈妈来说都是有很大危害的。一旦准妈妈出现进食困难,你应该立即带她去咨询医生,通过输液等手段及时补充水分和营养。

用餐规律的调整

准妈妈怀孕期间不一定要受到用餐时段的限制,在适当的情况下多吃几顿是有益无害的。但是要避免吃过凉、过酸、过辣的刺激性食品,而且在用餐后30分钟以内最好不要运动。维生素 B_1 可以促进消化液分泌从而增进食欲,植物胚芽、糙米中均含有大量维生素 B_1,但这些食品含有的热量较低,不宜当作正餐。

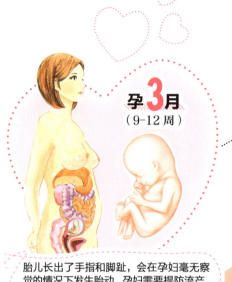

孕 **3** 月
（9-12周）

胎儿长出了手指和脚趾，会在孕妇毫无察觉的情况下发生胎动，孕妇需要提防流产。

孕3月，陪亲爱的她一起去做产检

宝宝的发育状况

宝宝的第9周

第9周，胎儿身长约2.5厘米，其视网膜的神经细胞开始生成，面部肌肉和上嘴唇也进入了发育阶段，在耳朵的内部出现了半球形的导管。胎儿手指和脚趾也全部长了出来，连接头和身躯的颈部变得清晰可见，尿道和直肠完全地分离开来，能区分腹腔和胸腔。有时在B超检查中甚至能观测到胎动。

宝宝的第10周

第10周的最后几天是胚芽期的末尾，同时也是胎儿期的开端。这一时期胎儿的身长约4厘米，体重也增长到约4克。此时胎儿的脏器和身体的发育已经进入相当活跃的阶段，其外表也开始逐渐向人的形态靠近。胎儿的双眼渐渐地从头部的侧面朝脸部中央移动，身体长出了肌肉，横膈膜将肺和肠胃分离到两边，后者则慢慢地到达最终的位置。味觉的重要器官——味蕾在这个时候出现了。女胎儿长出了阴蒂，体内的卵巢也正在不停地发育着。

宝宝的第11周

第11周，胎儿的身长4～6厘米，体重约14克。头部仍占据着身体的一半大小，颌部逐渐成形，颈部的长度也不断增加，外部生殖器变得十分明显，牙齿开始长出牙根，还形成了皮肤毛囊。

宝宝的第12周

第12周,胎儿的体重增加到16克左右,身长约6.5厘米,整个身体的大小在过去的3周内又翻了两倍多。胎儿软骨组织进一步成形,肝脏具有了造血功能并开始分泌胆汁,肺部完全形成,甲状腺和胰脏也已接近成熟。在胎儿的脑垂体里,开始有激素产生,消化器官获得了收缩的能力。随着内部生殖器的生长,已经能区分男女了。

准妈妈身体变化

第9周

第9周,准妈妈的腰部开始变粗,子宫几乎已经超过葡萄柚的大小,乳房下部的表面可能出现静脉曲张,这是身体内的血液流动量大增的缘故。在这一时期,红细胞和血浆的大量制造可能会造成准妈妈贫血。与此同时,激素的增加使便秘和尿路感染发生的概率大大上升了。

第10周

第10周,腹部的变化终于体现出来了!尽管因人而异,但绝大多数准妈妈都可以感觉到自己腰部变粗。此外,准妈妈的乳房体积也有一定程度的增加,还有些人可能已经通过多普勒胎心仪听到胎儿心脏跳动的声音,切实感受到小生命的存在。

第11周

第11周,胎儿正在以极快的速度生长着,相比之下,准妈妈所发生的变化较为缓慢。随着胎儿的生长而逐渐变大的子宫几乎占据了准妈妈的整个骨盆。准妈妈的头发、手指和脚趾也会发生明显的变化,随着血液供给量的上升,其乳房附近的静脉清晰可见。尽管腹部还没有明显隆起,但准妈妈穿牛仔裤会觉得很不舒服。

第12周

在第12周周末,准妈妈子宫进一步胀大,耻骨附近的异样感变得更加明显。在整个孕期,子宫会胀大到占据整个骨盆和腹部,但分娩后不久就会恢复到原来的大小。羊水产生以后,准妈妈的身体开始变重,肋部、臀部和腿部都变得丰满,除此以外,激素的增多还会导致血液循环加速,头发生长得比以前更快,皮肤也会发生一定的改变。准妈妈的乳房继续增大,可能有长时间的疼痛感,重量增加的同时偶尔也会变得柔软起来。

作为准爸爸，我需要注意哪些问题

流产高发期

妊娠不足28周，胎儿不足1000克而终止妊娠称为流产。12周周末之前终止妊娠称为早期流产。自然因素导致的流产称为自然流产，自然流产中80%以上为早期流产，因此自然流产高发阶段为孕早期。流产对女性生理和心理都会造成巨大影响，怎样对可能引发流产的信号保持警惕，尽量避免流产，成为你和准妈妈需要关心的问题。

胚胎因素引起流产

引起早期流产的因素主要是胚胎因素和母体本身两方面。在胚胎因素中，胚胎染色体的异常是导致流产的罪魁祸首，多由遗传因素造成，所以在怀孕前进行专项检查很有必要。除遗传因素外，感染、药物等不良作用亦可引起子代染色体异常。在母体本身方面，内分泌异常导致和孕育相关的激素水平低下，是不可忽视的重要原因。在备孕阶段，进行女性激素水平检查，做好基础体温测量，对及时发现内分泌功能异常，并采取相应的治疗和调理措施非常有必要。一旦发现怀孕，你可以陪妻子去医院做相关检查。此外，你要让妻子留意停经后是否有阴道出血和腹痛，如果有应立即去医院检查治疗。

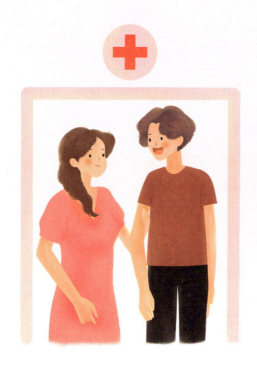

第四章 孕期，成为准妈妈的坚强后盾

准爸爸要陪准妈妈一起产检

产检可以减少孕期的并发症，确保胎儿健康，医生还会根据准妈妈的身体状况，提出适宜的孕期保健建议。所以，你和准妈妈一定要认识到产检的必要性，和她一起提前做好产检的时间表。

产检都检查什么

产检时，医生会询问准妈妈在前次产前检查后有无异常情况及营养状况，测量体重、宫高、腹围，确定胎儿在子宫内生长发育是否正常，复查胎心位、听胎心，必要时做B超，检查了解胎儿在宫内的情况，测量水肿、血压、贫血等，医生会及时发现准妈妈常见的并发症，如妊娠水肿、妊娠高血压综合征、贫血等疾病的早期症状，以便及时治疗。在孕晚期，还会增加胎位检查。

陪准妈妈一起去孕妇学校

除了日常生活中对准妈妈多加呵护外,你最好还能抽出时间陪准妈妈去孕妇学校,这是准妈妈了解相关产前保健知识的重要途径。现在许多医院都开办了针对准妈妈的培训学校,由医院的产科和护理专家讲课,而且免费参加,可以教她们学习怀孕后如何做好营养、胎教、家庭监护等方面的知识,了解如何选择分娩方式、医院提供何种服务、什么时候该去医院、如何配合分娩、孩子出生后该怎么办等。

孕早期的性生活需要注意什么

怀孕前3个月,由于胎盘尚未发育成熟,胎盘与子宫壁的连接还不够紧密,并且此时孕激素分泌不足,不能给胚胎强有力的保护。如果此时进行性生活,可能造成流产。另外,怀孕早期不当的性生活还可能引起阴道感染。你应该体谅准妈妈,为了她和胎儿的健康,孕早期尽量避免性生活。

孕早期性生活的限制

如果有性生活,应以每月不超过4次为宜,并且应采取不压迫腹部的体位,动作要缓和,避免剧烈刺激。准妈妈在同房后应立即排尿并清洗外阴,以防泌尿系统感染和宫腔内感染。孕期同房最好使用避孕套或做体外排精,因为男性精液中的前列腺素被阴道黏膜吸收后,可促使子宫发生强烈的收缩,这不仅会引起准妈妈腹痛,还易导致流产、早产。

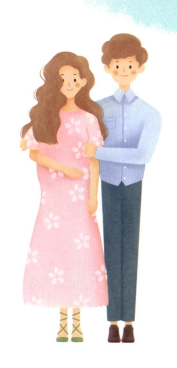

第四章 孕期,成为准妈妈的坚强后盾

帮助准妈妈做好心理调节

孕早期,准妈妈因为身份变化和妊娠反应,经常会出现烦躁、焦虑、易怒等不良情绪,这时你如果不忍让,针锋相对,那就很可能产生家庭矛盾。

陪准妈妈外出散散步

散步是一项不会给准妈妈的身体造成很大负担,又可以使其身心放松的运动,也是进行胎教的很好方式。散步给准妈妈和胎儿带来的显著效果就是增加氧气的供给量,可以明显地改善血液循环,从而减轻准妈妈浮肿或腰痛的症状,还可以使腿肌、腹壁肌、心肌活动加强。

为准妈妈选择合适的活动环境

每天散步 30 分钟就可以起到准妈妈和胎儿共同锻炼的效果。准妈妈散步时最好避开强烈的紫外线,选择空气质量较好的时间段进行。饱腹、饥饿状态时,准妈妈不宜出去散步。一般来说,准妈妈每周最好散步 3～5 次,也可以根据自己的身体状况进行适当的调节。

外出活动前为准妈妈做好准备

准妈妈散步时最好穿较为舒适的便鞋,开口宽敞、低面、弹性好的鞋子是最佳选择。准妈妈散步时还应该穿上棉质、宽松的袜子,这样就能更好地保护足部了。在散步之前,你应该给准妈妈准备好凉白开水或矿泉水,以便散步时及时补充水分,这样做可以预防在散步时出现脱水症状。

让工作分散准妈妈的注意力

如果准妈妈一怀孕便辞去工作,闷在家中无所事事,很少与人交流沟通,就很容易胡思乱想,影响情绪。如果这时期身体健康,妊娠反应不太严重,工作环境对怀孕没有影响,你最好还是劝她坚持工作,这不仅能使准妈妈维持原来的社交圈,而且同事们会相对关照体谅准妈妈。大家友善相处,能让她变得更快乐。

工作可以缓解妊娠反应

如果准妈妈本身体质较弱，容易出现腹泻、便秘等消化疾病。上班能促进运动，缓解不适，而且怀孕初期恶心、呕吐、乏力等症状，会由于专心工作而得到缓解。此外，上班族因为作息时间相对规律，准妈妈的妊娠反应也会减轻。准妈妈烦躁、焦虑、担心等情绪在独处时会明显加重，忙碌却会被冲淡，而且准妈妈工作时会更容易控制情绪。

我成了准妈妈的"出气筒"

孕早期的准妈妈往往会情绪不稳。为了家庭和睦和胎儿的健康发育，此时你应该保持宽广胸襟，处处让着准妈妈，不论对错，甘心做她的"出气筒"，让她把不良情绪发泄出来。同时，你还要安慰呵护她，让她感受到你的爱意和包容。这样的话，她的心情才会好转，才能给胎儿一个良好的成长环境。

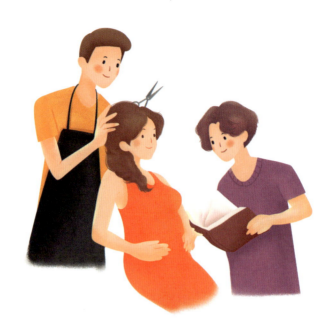

准妈妈的生活，我来照顾

准妈妈的美丽

孕期，由于胎儿的发育和激素的作用，准妈妈在外表上会发生很大的变化，但这并不代表她失去了美丽的权利。只要花点心思，你还是能帮她成为一个光鲜亮丽、魅力十足的准妈妈。你的妻子一定也希望自己能够保持清新美丽的面容，愉快地度过孕期，对于这一点，你一定要全方位支持。

陪准妈妈剪个好看的发型

孕期头发过长不容易打理，你可以陪她去理发店，让理发师给她设计一个俏丽的短发，既清爽利落又好打理。如果她坚持留长发，那就一定要修剪整齐，外出时最好盘起来，这样显得成熟高雅又"孕"味十足。

提醒妻子选择合适的化妆品

化妆能够让准妈妈变得更加亮丽，更有自信。需要提醒的是，准妈妈平时只需要用护肤品就可以，应注意清洁并使用具有滋养作用的化妆品，最好选择无香料、低酒精、无刺激性的润肤霜或乳液等。需要外出聚会时也要妆容淡雅，只要稍加修饰即可，尽量避免化浓妆。

准妈妈感冒了怎么办

感冒是常见多发病，准妈妈要注意保健，预防感冒，多喝水，注意保温和休息。如果出现轻微感冒发热症状，如鼻塞、流涕等，可以先用冰块物理降温，或用浓盐水漱口、咽喉，或者通过食疗缓解。虽然具有清热解毒、抗病毒作用的板蓝根、大青叶、连翘、羌活、金银花等可预防感冒，但要在产科医生指导下合理用药，选用一些毒副反应较小的中草药对症处理。

提醒准妈妈谨慎使用抗生素

孕期尤其是怀孕前3个月，是胎儿器官发育形成的重要阶段，容易因为病毒细菌出现流产、胎儿畸形等。所以，准妈妈用药要谨慎，像青霉素、先锋霉素、林可霉素等对胎儿无明显危害的抗生素，可以在孕期使用。而四环素、土霉素、多西环素、链霉素、卡那霉素、庆大霉素、氯霉素、磺胺类等对胎儿生长发育有害，要避免使用。

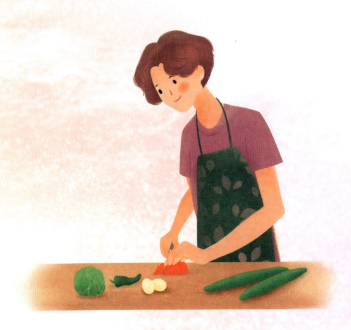

该你为准妈妈准备营养餐啦

也许妻子怀孕前,你一直在享受着她无微不至的照顾,每天衣来伸手、饭来张口,还要评头论足。现在该是你为妻子服务的时候了。你需要使出全身解数来满足妻子整个孕期不断变化的营养需求。

准妈妈的营养餐有哪些要求

首先,品种要多样化,以保证营养全面。五谷杂粮、鱼肉禽蛋、蔬菜水果要样样俱全。

其次,合理搭配,让膳食中的各种营养素和热量能满足妻子的营养需求。

最后,要注意准妈妈的饮食特点。孕期,尤其是孕中期以后,准妈妈所需热量要比平时高10%～25%,但要注意不能给她补充过多的脂肪。在营养素需求上也要相应增加,如每日每千克体重需要蛋白质1～2克,矿物质1克,各类维生素的摄入也必须增加。

准妈妈有哪些饮食禁忌

- **忌摄入过多糖分** 准妈妈如果大量摄入糖分，会引发妊娠糖尿病，不仅影响准妈妈健康，对胎儿的生长发育也构成严重危害。

- **忌多吃动物肝脏** 肝脏中维生素A的含量极高，过量食用动物肝脏会发生维生素A中毒，导致胎儿畸形。

- **忌吃油条** 炸油条时需要用明矾，而明矾是一种含铝的无机物，这些铝会通过胎盘侵入胎儿的大脑，导致胎儿大脑障碍，增加痴呆儿的概率。

- **忌食螃蟹和甲鱼** 螃蟹、甲鱼等水产品有活血作用，孕早期食用后会增加胎盘出血、流产的概率。

- **忌吃生凉食物和不易消化的食物** 这些食物可能引起消化不良和腹泻。但是富含维生素C的食物最好生吃，即便热吃也应急火快炒。

- **忌食刺激性食物** 芥末、胡椒、姜、辣椒、咖喱等刺激性食物虽说可以增进食欲，但多吃会加重孕期的便秘、痔疮等症状。

- **忌多吃火锅** 人们吃火锅时，习惯把鲜嫩的肉片放到开水中稍微一烫就拿出来吃，这并不能杀死寄生在肉片细胞内的弓形虫幼虫（寄生虫卵）。弓形虫的幼虫可通过胎盘传染给胎儿，严重时会发生流产、死胎或影响胎儿发育，造成畸形。

- **忌多食酸性食物** 孕期多吃酸性食物并不好。因为像人工腌制的酸菜、泡菜等含有致癌物质亚硝酸盐，山楂对准妈妈子宫有收缩作用。国外研究指出，酸性食物和药物都是导致胎儿畸形的元凶。

- **忌多食方便食品和罐头食品** 准妈妈过分依赖方便食品，尤其是在怀孕前3个月，容易造成脂肪酸吸收不够。罐头食品在制作、运输、存放过程中如果消毒或密封不严，可导致食品受细菌污染，食入后可造成食物中毒。

- **忌吃引发过敏的食物** 如果准妈妈对某些食物过敏，这些食物经消化吸收后，会通过胎盘进入胎儿的血液中，影响胎儿的生长发育。

- **忌专吃精米、精面** 精米精面经过加工制作后缺少了很多微量元素。对准妈妈和胎儿来说，这些人体必需的微量元素非常重要，一旦缺乏就会导致妈妈和宝宝营养缺乏。

Tips:

嘱咐准妈妈多吃富含叶酸的食物

在孕9～12周这一时期饮食的注意要点是,帮助胎儿的脑部和心脏发育,最好还能兼有安胎的功效,因为此时流产的概率还没有降低。为了促进胎儿的细胞分裂,多吃含有丰富叶酸的生菜、大豆和红豆是大有益处的。还可以通过食用植物油来摄取不饱和脂肪酸,以帮助胎儿的脑细胞发育,并促进其细胞的生成。

做胎教重要的参与者

有人认为,胎儿在妈妈的腹中,胎教的责任自然由准妈妈一个人承担。其实这种想法是错误的。准妈妈当然是胎教的主角,但准爸爸在胎教过程中,同样担负着重要责任。准爸爸配合得好坏,直接关系着胎教的质量。

作为准爸爸,我应该怎样参与胎教

准妈妈怀孕后,你需要协助准妈妈进行胎教。你的帮助与照顾会使准妈妈的心情放松,这是不可代替的"灵丹妙药"。在配合准妈妈进行胎教的过程中,有许许多多的事情需要你去做,诸如给胎儿唱儿歌、诵诗词等,这些都是很好的胎教措施。

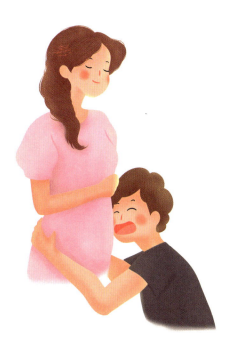

胎教中准爸爸能做的事

✚ **经常和胎儿说说话** 你通过动作和声音，与准妈妈腹中的胎儿说说话，是一项十分必要的胎教措施。在与胎儿讲话时要善于揣测准妈妈的心理，仔细琢磨一下准妈妈需要听什么话。通过准妈妈良好的心理感受，去产生更加积极的胎教效应。

✚ **和胎儿做游戏** 如准妈妈平卧时你可以诱导胎儿在"官中"活动，准妈妈进餐时你可以模拟给胎儿喂饭等，这些都可以通过准妈妈的感官刺激对胎儿起到积极的、潜移默化的作用。

- **给胎儿讲故事** 给准妈妈腹中的胎儿讲故事时，要把未降世的胎儿当成懂事的大孩子一样看待。最关键的是要争取准妈妈的积极参与，将准妈妈的心理感受，转化为教育因素作用于胎儿。故事内容宜轻松愉悦，娓娓动听，切勿讲一些准妈妈害怕的故事。
- **给胎儿放音乐** 放给胎儿听的音乐，最好先征得准妈妈的同意，至少是她比较喜欢听的，否则就不能起到胎教的效果。

准爸爸的嗓音优势

科学家给一组8个月的胎儿听低音大管乐曲，发现胎动大大加强，因此得出结论：胎儿最容易接受低频率的声音。后来的跟踪试验也发现，这组胎儿出生后只要一听到类似这种声音的男声，都会有积极的反应，或停止哭闹，或露出笑容。

用歌声与宝宝建立联系

无论你多忙都要尽量抽出时间唱歌给胎儿听。你可以自己一个人唱，也可以与准妈妈一起哼唱。你那富有磁性的嗓音对胎儿是一种良好的刺激，能促进胎儿大脑的发育，同时也可与胎儿建立感情。

不可取代的"低音炮"

除了唱歌以外,你还应该经常与胎儿用语言交流,这样也能充分发挥这种嗓音优势。你可以带着感情朗读诗歌或散文,也可以与胎儿轻声说话或与准妈妈聊天。你特有的低沉、宽厚的嗓音更适合胎儿,每当这种声音出现时,胎儿就会做出积极的反应。因此,你在胎教中的作用是不可取代的。

胎教是爸爸妈妈共同的任务

你为了让准妈妈保持平和的心态所做的一切努力,都会在胎教中发挥神奇功效。实施胎教时,你绝不能抱有"胎教主要是妈妈的事情,爸爸仅仅起辅助作用"这种想法,胎教的核心是强调妈妈和爸爸两者合一。

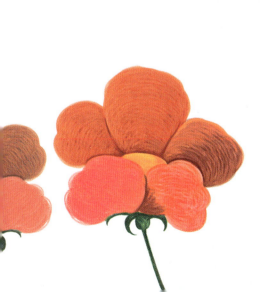
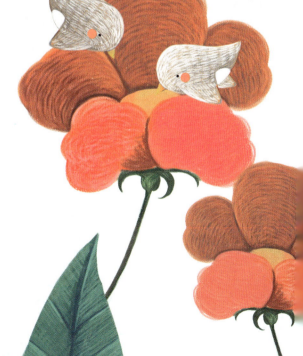

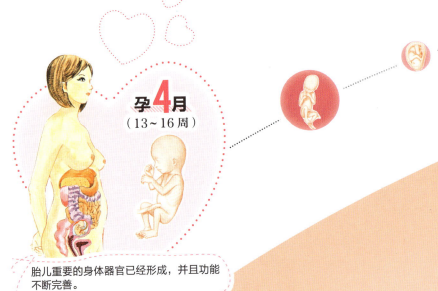

孕4月（13~16周）

胎儿重要的身体器官已经形成，并且功能不断完善。

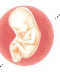

孕4月，关注她的体重

宝宝的发育状况

宝宝的第13周

第13周，经历着急速生长的胎儿身长达到7.5～9厘米，体重约为20克。眼睛逐步从头部的两侧向脸部正前端位移，耳朵则从颈部移动到了头的两侧，肺、胃、肝、胰等身体器官也到达了各自应在的位置，并向着能够完全发挥其机能的形态靠近。指纹、指甲、声带和乳牙的根也陆续长出来了。

宝宝的第14周

第14周，胎儿身长7.5～10厘米，整个身体达到了普通人的拳头大小，体重28克左右。眼睛和耳朵逐渐移动到正常的部位，颈部的长度继续增加。声带生长完成，生殖器持续发育，消化腺体也已经趋于完整。这时候，宝宝开始吞咽羊水并且排出尿液，每隔几个小时就会完成一次羊水循环。

宝宝的第15周

第15周，胎儿身长约12厘米，体重差不多50克。骨骼开始变得坚硬，透过薄薄的皮肤可以看见血管，刚长出的汗毛覆盖了整个身躯。通过B超有时还能看到胎儿吸吮大拇指的可爱模样。胎儿腿部的长度超过了手臂。

宝宝的第16周

第 16 周，胎儿身长约 12.5 厘米，体重约 110 克。胎儿开始握住自己的拳头并张开了小嘴，嘴唇开始活动，有时会做出吞咽的动作，还会吸吮自己的大拇指。胎儿头上会长出一些毳毛，肠胃开始分泌出消化液，尿液也在肾脏里产生。胎儿的手指也长出了指甲，脐带附着在下腹部上，手臂开始移动。

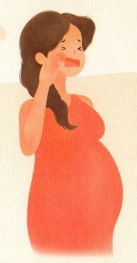

准妈妈发现自己皮肤变红了

准妈妈身体变化

第13周

第 13 周，孕吐逐渐消失，怀孕进入了较为稳定的阶段。较为宽松的衣服会让准妈妈感觉舒适。但是，准妈妈出现了消化不良的症状，常常会胀气。

第14周

第 14 周，痔疮和牙龈炎也是这一时期容易出现的病症，因此应当选择富含纤维和水分的食物，并摄取足量的维生素 C。由于胸部变得丰满，应适当更换胸罩的尺寸，以免给乳房带来不适感。

第15周

第 15 周，准妈妈的腹部隆起，任何人都能很快判断出她是一位孕妇了。在肚脐下方 7～10 厘米的地方可以摸到子宫。子宫的变大会给腹部和胯部带来刺痛的感觉。此外毛细血管扩张和静脉曲张等现象会使皮肤呈现红色，粉红色的乳晕不断加深，并逐渐变成褐色或赤褐色。

第16周

第 16 周，胎儿长大的同时准妈妈体内的子宫和胎盘也在不断地生长。第 6 周之前子宫的重量只有约 140 克，而现在已经增加到了 250 克左右。环绕在胎儿周围的羊水的体积也增加到了约 250 毫升。

作为准爸爸，我需要注意哪些问题

什么是唐氏综合征

唐氏综合征即先天愚型，系因第 21 对染色体数目比正常多一条所致，又名 21-三体病。它是引起弱智的常见原因。患儿除具有一定的体表特征外，还伴有智力低下，部分合并有心脏畸形等症。此类患儿因抗病能力低下，往往会在婴幼儿期夭折。幸存者由于智力低下，仅能从事简单劳动。严重呆傻者生活不能自理，成为家庭与社会的负担。

唐氏综合征的筛查

值得庆幸的是，现在可以在产前诊断中筛查出唐氏综合征。唐氏综合征产前筛查的方法，包括 B 超观察胎儿颈后皮肤皱褶的厚度、血液生化检测、羊水细胞的染色体核型分析或荧光原位杂交技术检测第 21 对染色体数目等，但它是一种有创性检查，流产的风险为 1% 左右。血液生化筛查比较简便，有助于筛出高危人群，筛出的少数高危人群可再进一步进行羊水检查。

了解侵入性检查

这是一种特殊的检查方法，由于需要用一根锋利的针穿破准妈妈的皮肤和子宫壁来取得样本，所以称之为侵入性检查。侵入性检查的目的是证实胎儿的性别和基因组成，可以检测出胎儿的染色体异常，如唐氏综合征、神经管异常（如脊柱裂）和基因异常（如囊性纤维病）、血友病、萎缩性肌无力、镰刀型细胞性贫血等。脐带血穿刺检查还可以证实胎儿是否有贫血或者感染的存在。

准妈妈孕期的体重增长

在怀孕期间,准妈妈的体重一般不断增加,尤其是在孕中期增长更明显。体重的增加主要来自两个方面:一是胎儿、胎盘和羊水的重量;二是母体、子宫、乳房的增大、血容量的增加及皮下脂肪沉积的重量等。

这时准妈妈的体重是你天天要关注的问题,你应该购买一台体重秤,每天都为她测量体重,让她的体重符合孕期体重标准。

准妈妈的孕期体重标准

关于准妈妈的体重标准,首先需要确认她怀孕之前的体形。体重指数(BMI)是目前国际最常用来度量标准体形的指数,它利用身高和体重之间的比例去衡量一个人是否过瘦或过胖。

体重指数 = 体重(千克) ÷ 身高(米)^2。通过计算可以算出孕前 BMI 值。BMI<18 者属于偏瘦型,BMI 值在 18~24 为标准型,BMI 值在 24 以上属于超重体型,BMI>30 时属于肥胖型。

妊娠期体重增长的范围是:孕前 BMI 值为 18~24 者,体重增加范围应该是 11.5~16 千克;孕前 BMI<18 者,体重增加范围应该是 12.5~18 千克;孕前 BMI>24 者,体重增加范围应该是 7~11.5 千克。总体来说,孕期体重平均增长应该在 12.5 千克左右。

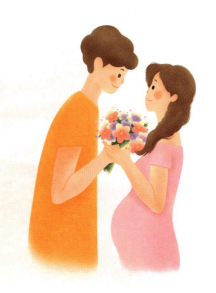

帮助准妈妈做好心理调节

陪准妈妈做产检

　　准妈妈到医院定期接受产检，是孕期非常必要的事情。由于她行动越来越不便，所以你要尽量做到全程陪伴。而在陪她产检的时候，你也有许多事情需要注意。当检查结果出来时，你要养成和她一起看结果的习惯。对结果有不明白的地方，应该及时向医生咨询和请教。当她为结果感到担忧时，你要保持镇定和理智，努力安慰她，承担起保护她的责任。

亲爱的，你是最美的

　　准妈妈身体越来越胖，平时穿的衣服只能束之高阁，代之以宽大的孕妇装，因此她难免会感到失落。这时需要你时不时地夸赞她，学会欣赏她的"新"曲线，这样才会让她心情转佳。人们常说，女人是感性的，在甜言蜜语面前都会轻易就范。所以，当准妈妈为自己的体重和体形发愁时，你要告诉她现在的她很美，并用惊叹的眼光来欣赏她的变化，这样她就会安心度过这段时光。

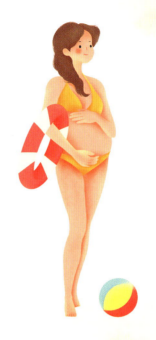

第四章 孕期，成为准妈妈的坚强后盾

准妈妈的生活，我来照顾

我们去运动吧

准妈妈在怀孕期间以正确的方式做运动非常必要。因为运动不仅可以增强肌肉张力与耐力，有利于顺产，而且可以保持身体活力，让她在产后更容易恢复到产前的苗条身材，同时对减轻准妈妈便秘、疲惫和血液循环不畅等问题也有帮助。

做准妈妈的陪练

关于运动项目，散步和游泳是绝大多数准妈妈们的选择，准妈妈操和孕期瑜伽也不错。这些可以咨询医生，医生允许后才可以去做。准妈妈运动时你最好做她的陪练，和她一起锻炼，这样既可以保护她免受伤害，又可以增加交流相处时间，促进夫妻感情。

防范口腔疾病的侵袭

准妈妈怀孕会引起生理上的一系列变化,容易因为内分泌及生活饮食习惯的改变而引起牙齿病变。牙病不仅会损害她的健康,还可能导致流产、早产、死胎、新生儿体重过低等情况,你一定要帮准妈妈认真防范。

摄取多种营养成分

这一时期宜多吃富含优质蛋白的食品,特别是配方奶、乳制品和蛋类,这对胎儿肌肉、血液和骨骼的形成都大有帮助。还要多吃肉类、鱼类和豆制品,特别是要多吃维生素B_1含量丰富的瘦猪肉,以及含有大量DHA并对胎儿脑细胞的发育有所帮助的鳕鱼。

预防准妈妈肥胖

怀孕进入第4个月,随着胎儿的生长发育,以及准妈妈食欲的增加,她的体重也在快速地增加。如果不加以控制任其发展就容易导致肥胖,进而引发多种疾病,如妊娠期高血压、妊娠期糖尿病等。因此,帮助准妈妈控制体重,科学饮食将是你的一项重要任务。

监督准妈妈科学饮食

科学的饮食方法是,早饭吃得饱,午饭吃得好,晚饭吃得少。之所以提倡晚饭吃得少,就是因为吃过晚饭后人们往往懒于活动,热量容易在体内堆积,时间一长就会发胖。对于孕期的准妈妈来说,早饭、午饭都吃好了,晚饭适当少吃点并不影响胎儿的营养供给。

做胎教重要的参与者

作为准爸爸,你应该一有空闲就让胎儿听一听自己的声音,努力使自己与胎儿之间的感情变得深厚起来。

多让宝宝听听你的声音

准爸爸的声音较为低沉,比准妈妈的声音更容易让胎儿听到。准爸爸的声音可以刺激胎儿的脑部发育,但多数准爸爸陪在胎儿身边的时间十分有限,所以大多数胎儿对准爸爸的声音并不是特别熟悉,倒是可以经常听到准妈妈的声音并对此产生记忆。

感受宝宝的生命力

胎儿心跳是胎儿身体状态的重要指标,在孕期医生会定期检查胎儿心跳。正常的胎儿心跳应该为每分钟 120~160 次。

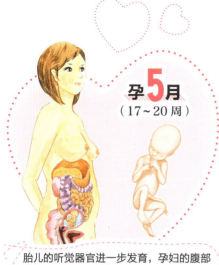

孕5月（17~20周）

胎儿的听觉器官进一步发育，孕妇的腹部隆起明显，一眼就能看出怀孕了。

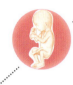

孕5月，一起感受胎动

宝宝的发育状况

宝宝的第17周

第17周，胎儿身长约13厘米，体重则在过去的2周中增加了3倍，变成150克左右。从这一时期起胎儿的生长速度逐渐变慢，身上出现了褐色的皮下脂肪，脊椎的神经纤维也逐渐被白色的脂肪所包围，听觉器官也在此时逐渐进入发育状态。

宝宝的第18周

第18周，胎儿的身长已经达到约14厘米了，体重增加到200克左右，通过X光可以清晰地看到胎儿的骨骼轮廓。心脏开始收缩活动，循环系统也进入了发育状态，并最终与母体的循环系统完全分离。通过B超检查可以发现胎儿的心脏是否存在异常。

宝宝的第19周

第19周，胎儿的身长约15厘米，体重200~250克。从此时起到出生为止，胎儿的体重还会增加约15倍。这段时期内，胎儿会有蹬踢的动作，不仅手臂开始移动，手指和脚趾也开始运动，脑部与脊髓继续生长。此外，与身体的其他部位相比，胎儿腿部的发育最明显，胎儿的骨骼此时则暂时停留在由软骨组织构成的初始阶段。这时候准妈妈已经能感觉到胎儿在子宫里的动作了，也就是胎动。

宝宝的第20周

第20周，胎儿的身长约17厘米，体重约为280克。胎儿的手心和脚底上出现了纹路，眼皮上还长出了细细的睫毛。胎脂开始生成，并时刻起着保护胎儿皮肤的作用。

准妈妈身体变化

第17周

第17周，准妈妈的下腹部开始迅速隆起，此时穿孕妇装会很舒适，体重增加2.5～4.5千克是很正常的。尽管怀孕期间准妈妈会出现不同程度的色素沉着，但这些大多会在胎儿出生以后自动消失，所以没有必要为此过于担心。

第18周

第18周，准妈妈的体重可能已经增加了4.5～5.5千克。如果体重增加过多或过快，则要引起注意。有些准妈妈的皮肤和发质会有明显的改善，也会出现腰痛，激素的变化还可能导致肩部疼痛。准妈妈的子宫继续变大，可能会给骨盆附近的关节造成影响。

第19周

第19周，准妈妈抚摸耻骨结合处与肚脐中间，可以感觉到自己的子宫。准妈妈的体重已增加了5.5～6.0千克，其中胎儿重200克左右，胎盘重约170克，羊水和子宫则大概都是320克。

第20周

第20周，准妈妈的臀部和肋部变得丰满，乳房的重量则达到了约180克。准妈妈最好每隔4～5周去医院检查乳房是否存在异常情况。准妈妈的子宫继续长大，几乎到达了肚脐的位置。准妈妈的色素沉着可能变得更加明显，但这种现象会在生产之后逐渐恢复正常。进入孕中期，准妈妈的乳房可能会分泌淡色的乳汁。

作为准爸爸，我需要关注哪些问题

宫底高度

宫高是子宫高度的简称，指从下腹耻骨联合处至子宫底间的长度，一般在定期产前检查时由医生用尺子来测量，准妈妈自己很难准确测量。你也可以观察医生的测量方法，回家后帮助准妈妈测量。

宫高测量方法

测量前先让准妈妈排尿，然后平躺下来双腿伸直，然后在肚脐附近的位置触摸，摸到一个圆圆的轮廓就是子宫底了。找到子宫底后，测量耻骨联合处到子宫底的长度。这段长度就是宫高。

宫高标准

一般怀孕5个月末（20周）达到脐下一横指，宫底高度可以每周测量一次。若连续2~3周宫底高度无变化，或宫高明显低于怀孕月份，应及时到医院查找病因。如果宫高过分高于相应怀孕月份也应到医院检查，以排除羊水过多、滋养细胞疾病等，还可了解是否有多胎妊娠。

孕周	手测宫高	尺测宫高
孕12周末	在耻骨联合上2~3厘米	
孕16周末	在耻骨联合与肚脐之间	
孕20周末	在脐下1~2横指	16~20.5厘米
孕24周末	平指或脐上1~2横指	20~24.5厘米
孕28周末	在脐上2~3横指	23~28.5厘米
孕32周末	在肚脐与剑突之间	26~32.5厘米
孕36周末	在剑突下2~3横指	29~36.5厘米
孕40周末	下降至肚脐与剑突之间或稍高	32~38.5厘米

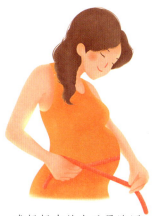

准妈妈在给自己量腹围

腹围

腹围是从孕 16 周开始测量的，准妈妈站立，以肚脐为准，用尺子水平绕腹一周，测得的数值就是腹围。

腹围增长标准

腹围平均每周增长 0.8 厘米左右。怀孕 20～24 周时增长最快，34 周后增长速度减慢。如果以妊娠 16 周测量的腹围为基数，到足月平均增长值约为 21 厘米。如果准妈妈的腹围不按数值增长，也不必担忧和困惑，实际上每个准妈妈腹围的增长情况并不完全相同。这是因为未孕时每个人胖瘦不同，腹围也就不同。孕后腹围增长不仅仅是由胎儿和子宫的增大所致，准妈妈本人因素也占很大比例。准妈妈如果妊娠反应严重，进食不好，早期腹围增加就不明显；如果准妈妈怀孕后体重增加迅速，腹部皮下脂肪增厚也较快，腹围也就比其他人增长快；还有的准妈妈水钠潴留明显，也会使腹围明显增加。

B 超检查

孕 18～22 周，一般是第 20 周，医生会对准妈妈进行一次全面的 B 超检查，确诊胎儿是否畸形及准妈妈的子宫是否正常。大多数情况下检查结果都会显示正常，但如果出现了某些问题，医生会与你们商量是否做进一步的检查或采取必要的措施。

胎盘低置

一般每 5 个准妈妈会有一个出现胎盘低置,但过一段时间就会慢慢抬高。如果准妈妈的胎盘低置,大概在 32～36 周时医生还会给她做一次 B 超检查,正好你可以再看看你们的胎儿,而且还能带一张他的新照片回家。

孕中期的性生活

在孕中期,胎盘已经形成,妊娠趋于稳定,呕吐、恶心等早孕反应已经过去,准妈妈也已经适应了自己新的身份,心情开始变得舒畅。准妈妈的分泌物在这阶段会增多,是性需求旺盛的时期,你们可以适当过性生活。

此时的性生活应该注意什么

要注意性生活的体位与时间,避免对胎儿造成影响。

和准妈妈过性生活时注意不要压迫腹部。由于性高潮会引起子宫收缩,有诱发流产的可能性,所以准妈妈自身的调节也是极其重要的。此外,你也应注意不要刺激准妈妈的乳头。假如准妈妈对性生活没有太大的兴趣,你也要尽量体谅她。

帮助准妈妈做好心理调节

亲爱的，你是我的唯一

准妈妈怀孕期间，她可能为了腹中的胎儿，拒绝与你过性生活，或者当你看到她大腹便便的样子时，便失去了往日的"性"趣。这些心理上的隔阂，日积月累很有可能影响你们的感情。这时你应该多换位思考，想想妻子的付出和顾虑，对她全身心地关心呵护，让她感觉到你对她的爱从没有减少和改变。你应该尽量按时回家，减少不必要的应酬，和她讲讲工作中的趣事见闻，多一些拥抱亲吻……用耐心和诚心证明她仍然是你的唯一，从而让她安心快乐地养胎。

帮助准妈妈放松心情

准妈妈的情绪会直接影响到胎儿的生长发育，所以你要排除各种干扰，用各种方法让准妈妈放松心情。

- **散步** 争取每天抽出时间陪妻子在环境清幽的场所里散步。
- **就餐** 妻子心情不佳时，你带她出去找家干净卫生的饭馆吃饭，试着调剂生活。
- **按摩** 每天为妻子做按摩，对缓解身体不适会很有帮助，而且这种体贴还会让妻子心情愉快。
- **惊喜** 时不时带一件礼物回家，这样的意外惊喜当然会带给她一份好心情。
- **聊天** 帮助妻子转移注意力，聊一些她感兴趣的快乐话题。
- **信心** 采取赞美的方式让妻子找回信心，使她的心情开朗起来。
- **宽容** 对妻子某些不可理喻的行为采取宽容态度，让她安静下来。
- **社交** 陪妻子参加聚会或走亲访友，让她感受原来熟悉的氛围。

准妈妈的生活，我来照顾

帮助准妈妈改善睡眠质量

为了让准妈妈安心睡眠，你首先应保持室内安静和通风，卧具要整洁舒适。你还要提醒准妈妈睡前2小时内不要大吃大喝，不要饮用刺激性饮品，睡前不要做剧烈运动以避免过度兴奋、劳累，用温水泡脚或冲个热水澡等。临睡前你可以陪她聊聊天，或者为她做一些按摩，这样可以帮她缓解失眠。

孕中期，科学安排准妈妈的饮食

一般情况下，孕中期你要科学安排准妈妈的饮食，鼓励她多吃主食、肉类、鱼类、豆类和新鲜的蔬菜、水果。

- **多吃主食** 充足的主食可以满足准妈妈的热量需求，也可以减少蛋白质的消耗。孕中期准妈妈应将米、面与杂粮混吃。

- **适当补充植物油** 植物油中含丰富的脂肪酸，对胎儿脑部和身体的发育非常重要。你在烹调过程中可以稍微多放些植物油，准妈妈应多吃些核桃、芝麻、花生等含脂类丰富的食品。

- **适当吃一些肉食** 在蛋白质的供应量中，动物性食品的比重占1/3以上，尤其是动物肝脏中的优质蛋白质、血红素铁、维生素A、维生素B_2、维生素B_{12}和叶酸的含量都非常丰富。孕中期准妈妈每周应至少吃一次动物肝脏。

- **烹调中要减少维生素的损失** 除了炒菜时热锅凉油、旺火快炒，防止维生素损失外，还应在淘米时避免用力搓洗，煮粥和蒸馒头时不加碱。蔬菜要快洗快切，不宜久放。

- **少食多餐** 由于孕中期子宫增大，进入腹腔，进而挤压胃部，会让准妈妈稍微吃一点就感觉胀满，因而应少食多餐，防止营养缺乏。

Tips：

帮准妈妈补钙

从孕中期开始，准妈妈每日都应吃一些配方奶、豆腐和豆制品、虾皮等钙含量较为丰富的食物，如果这样还是不能满足准妈妈对钙的需求，也可以适当服用一些钙剂，以获得更多的钙，预防准妈妈小腿抽搐等缺钙症状。

做胎教重要的参与者

多抚摸准妈妈的肚子

在孕中期，胎儿在母体内的活动变得频繁起来，你和准妈妈通过抚摸腹部就可以感觉到。这样不仅能让胎儿感受到父母关爱，还能使准妈妈身心放松、精神愉快，加深夫妻感情，所以抚摸胎教中准爸爸的参与显得尤为重要。

抚摸胎教帮助宝宝触觉发育

抚摸胎教可以锻炼胎儿皮肤的触觉，并通过触觉神经感受体外的刺激，从而促进胎儿大脑细胞的发育，抚摸胎教还能激发胎儿活动的积极性，促进运动神经的发育。经常受到抚摸的胎儿，对外界环境的反应也比较灵敏，出生后翻身、抓握、爬行、坐立、行走等大运动发育都能明显提前。

宝贝，爸爸爱你

你和胎儿聊天的内容可以是对他和准妈妈的关心，对他未来的期望，或者是自己的有趣见闻等。和未出世的胎儿建立感情，不是一朝一夕、轻而易举的事情，需要你享受其中的乐趣并为之努力，这样将来你们父子（女）的感情才会情深意切，共享美好的明天。

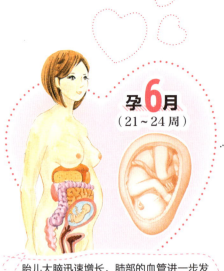

孕6月
(21~24周)

胎儿大脑迅速增长,肺部的血管进一步发育,消化系统开始工作。

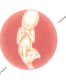

孕6月,我们去旅行吧

宝宝的发育状况

宝宝的第21周

第21周,胎儿的体重300~350克,身长约为、18厘米。消化系统逐渐发挥作用,小肠进入到放松和收缩的反复运动状态当中。胎儿开始从羊水中吸收水分,从某一角度讲,这也是一个补充营养的过程。脂肪腺此时会在子宫内分泌皮脂,这些皮脂最后会形成胎脂,在宝宝出生时出现。

宝宝的第22周

第22周,胎儿的体重约400克,身长达到19厘米左右。胎儿的眼睑和睫毛开始发育,手指甲也长了出来。胎儿现在已经具有了一定的听力,他可以听到你说话的声音和外界的一些声响。

宝宝的第23周

第23周,胎儿的体重差不多是450克,身长约20厘米。由于皮下脂肪尚未产生,这时胎儿的皮肤红红的,而且皱巴巴的,样子像个小老头。胎儿的嘴唇、眉毛和眼睫毛已各就各位,清晰可见,视网膜也已形成,具备了微弱的视觉。

宝宝的第24周

第24周，胎儿的体重约500克，身长约25厘米，头部显得较大。胎儿的肺部血管开始发育。宝宝此时听力持续发育，并且已经能够听到子宫外面的声音了，对于声音的刺激有一定的反应能力。

准妈妈身体变化

第21周

第21周，在肚脐上方1厘米的地方可以摸到子宫。准妈妈的体重增加了5.5～6.5千克，腰身明显变粗，有些准妈妈乳腺开始分泌乳汁，这时最好不要用面巾纸去擦拭和挤压乳头，以免造成不良的刺激。怀孕6个月左右，某些准妈妈会出现忧郁症状，这种症状可能持续到分娩之后，应积极进行早期的预防和治疗。由于子宫日渐增大压迫肺部，准妈妈会感觉到呼吸变得急促。

第22周

第22周，准妈妈进入较为平稳的状态，孕吐症状几乎完全消失，胃口也逐渐恢复。身上可能突然长出痣来，或者原来的痣体积增大或颜色加深。此外乳房继续变大，腹部可能出现很明显的妊娠纹。

第23周

第23周，准妈妈的腹部明显变圆，体重增加5.5～6.8千克，子宫底与肚脐等高，臀部、面部和手臂变得圆润，胸部也渐渐丰满，需要戴专为准妈妈设计的胸罩。

第24周

第24周，准妈妈子宫底的高度到达了肚脐上方二横指的位置，由于身体含水较多，所以面部看起来有些浮肿。准妈妈的乳晕更加明显，激素变化常常会引起鼻塞或流鼻血等症状。如果出现这些症状，最好在室内放置加湿器。

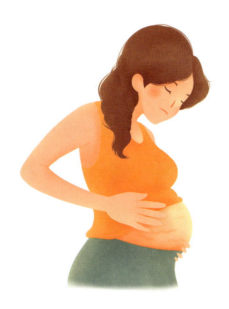

准妈妈出现了妊娠纹

作为准爸爸，我需要关注哪些问题

准妈妈皮肤变黑

孕期雌激素的增加致使黑色素细胞增多，使准妈妈的皮肤变黑，出现黑色区域（如黑痣、胎记样的颜色变化）。在前额、鼻子、嘴、下巴部分会出现黑色区，称为妊娠斑或黄褐斑。这些颜色改变是正常的，胎儿出生后一般会消退。

妊娠纹

孕中、晚期，准妈妈的体重过度增加，往往会使身体产生妊娠纹。这是一种生理变化，一旦出现，将难以消退，但不损害健康。妊娠纹与准妈妈的腹部扩张大小无关，主要受皮肤内胶原纤维含量和弹力纤维含量、激素水平等多种因素的影响。在孕期，它们是红色或青紫色的，但分娩后数周或数月，常会变为银白色，不会很明显。

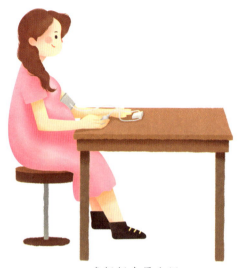

准妈妈在量血压

妊娠期高血压疾病

妊娠期高血压疾病包括妊娠期高血压、子痫前期、子痫、慢性高血压并发子痫前期及妊娠合并慢性高血压。妊娠高血压、子痫前期、子痫是孕期特有的疾病，发病原因尚不明确，该病多发生于怀孕20周以后，以高血压、蛋白尿为主要特征，可伴全身多器官功能损害或功能衰竭；严重时可出现抽搐、昏迷甚至死亡，严重危害准妈妈和胎儿健康，是引起孕产妇和胎儿死亡的主要原因之一。

预防妊娠期高血压

首先，你要提醒准妈妈一定要按时进行产前检查，监测血压、尿蛋白及浮肿情况。妊娠期高血压在初期并不一定都有明显的自觉症状，只有定期检查才能及早发现，不能因怕麻烦而忽视这一点。其次，一旦发现准妈妈血压升高或浮肿等，则应密切与医生配合，注意休息，并采取左侧卧位以减少增大的子宫对下腔静脉的压迫，使下肢及盆腔的血液能充分地回流到心脏，从而保证肾脏及胎盘的血液灌注量。

妊娠期贫血

妊娠期贫血对准妈妈及胎儿危害极大。准妈妈表现为易疲劳、体位性头晕、脸色苍白、食欲不振等症状,而且产时容易出现大出血。准妈妈贫血可使胎儿发育迟缓,出生后有的婴儿还会出现多动症。

预防妊娠期贫血

准妈妈要特别注意预防和纠正贫血症。为了预防妊娠期贫血,准妈妈要多吃含铁丰富的食物,如猪肝、红枣、红小豆等,还要适当补充蛋白质,特别是优质蛋白质,比如蛋类、瘦肉类、豆类等,这样可改善机体营养状况,提高免疫力。轻度贫血的准妈妈需补充调养2周左右才能恢复正常,严重的可在医生的指导下服用铁剂、叶酸和维生素B_{12}等,需要2~3个月的时间恢复。

准妈妈呼吸粗重

怀孕6个月时,准妈妈的呼吸变得粗重,易出汗,有时稍动一下就会气喘吁吁,这是由于子宫上升压迫肺部造成的。这一时期子宫上升近20厘米,腹部明显隆起。

准妈妈静脉曲张

膨胀的子宫妨碍血液循环,压迫静脉,导致水肿或静脉曲张,甚至产生痉挛。因此,在睡前你最好帮她用温水泡泡脚,并按摩小腿,或者多活动一下疼痛严重的脚趾,都可起到一定的缓解作用。

帮助准妈妈做好心理调节

未来，我们一起规划

在过去，大多数的夫妻会选择靠近自己家人或亲戚的地方居住，这样也容易得到他们的帮助。但是当今社会，对于许多家庭来说，因为工作或其他原因而选择远离家人或亲友是很普遍的事情，这难免让你感觉生活是如此紧张，尤其是在你们两个人都有工作的情况下。你最好在胎儿出生前，仔细规划好未来的日子，尽可能多地争取他人的帮助。

亲爱的，今天感觉怎么样

怀孕对于女人来说，是一生中最令人激动和难忘的经历，她所感受的快乐、兴奋与焦虑、恐惧都有可能致使压力倍增，因此她迫切需要向人倾诉，将这些压力宣泄出来。对于准妈妈的这种倾诉欲望，你应该理解和支持，认真聆听她每天的感受，分享她的快乐和忧虑，做一名合格的听众。

陪伴是最温暖的告白

每晚睡觉前，你可以轻轻抚摸妻子的肚子，让她清楚你对她和胎儿的爱；耐心倾听她的心事，给她以安慰和鼓励，即便她所说的事情微不足道，也不要打断她想要诉说的兴致。如果工作太忙，事情又多，不能多陪妻子聊天，也应该真诚地向她表达自己的歉意，取得她的理解和体谅。

啰里啰唆的准妈妈

孕期的准妈妈或许会比平时更加絮絮叨叨，一件小事就说个没完没了，你要认识到这也许是她特有的解压方式，所以不要指责或打断她，而是用包容忍让的心态听她诉说，分享她点点滴滴的感受。

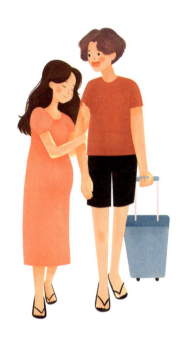

准妈妈的生活，我来照顾

亲爱的，我们一起去旅行吧

暂时从原来的生活环境中解放出来，外出去旅行，可以让准妈妈在陌生的环境里体验到不曾接触过的生活、文化、风景和美食，为生活增添更多活力，给胎儿带来间接的体验。

旅行前要做好充分的准备

旅途愉快的前提是做好充足的准备，打算旅行时需要考虑的事情肯定不只一两件：要乘坐汽车或者飞机就得预先订票，接着还要备齐所有的旅行用品，旅行当中去哪些地方以及具体的日程安排也必须事先计划好。准妈妈参加旅行就必须做好比平时更多的准备，这个时候你应该承担起做好筹备工作的任务。看着丈夫为了自己而积极地进行旅行准备的样子，准妈妈在感激之余也会觉得自己的负担减轻了许多。

保证准妈妈睡眠时间

在孕中期,你要做好准妈妈的坚强后盾,保证她的睡眠时间,做到以下几点:

- **想睡就睡** 早一点上床睡觉,现在准妈妈身体负担加重了,所以需要更多的休息,尽量避免熬夜。

- **坚持睡前放松训练** 可以做些轻微活动,如散步、瑜伽等,避免入睡前情绪激动。

- **将室内温度降低** 激素导致准妈妈体温略微增高,可能会影响睡眠质量。降低室温可以使人心平气和,易于入睡。

- **养成睡午觉的习惯** 如果准妈妈还在工作,午睡就格外重要了。午睡时最好睡在沙发或床上,即便不能平躺也应在头部垫一些如枕头等柔软的物品。

- **夜晚睡觉前最好用温水泡泡脚,做做腿部、脚部的按摩** 这样有利于血液循环,从而保证睡眠质量。

缓解准妈妈胃部灼烧感

孕中期,增大的子宫压迫胃部,胃酸溢出,会引起准妈妈的胃灼热。尽量让准妈妈少食多餐,不要吃辛辣刺激的食物,睡前不要进食。准妈妈吃饭时应坐直,以免胃部受压迫。如果夜间觉得胃部有灼烧感,不要采取平卧的姿势,可以用枕头支起上半身。如果这些办法都没有效果,可以要求医生开一些药物来缓解。

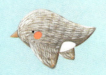

做胎教重要的参与者

和宝宝一起游戏吧

你可以用一个手指轻轻按准妈妈的腹部一下再抬起。开始时,有的胎儿能立即做出反应,有的则要过一阵才有反应。如果此时胎儿不高兴,他会用力挣脱或蹬腿表示反对,碰到这种情况,你应马上停止。过几天,胎儿对你的手法习惯了,你一按压,胎儿就会主动迎上去。

和宝宝"散步"

到怀孕6～7个月,准妈妈已能分辨出胎儿的头和脊,你就可以帮着准妈妈轻轻推着胎儿在子宫中"散步"了。胎儿如果"发脾气",用力顿足或者"撒娇",身体来回扭动时,你可以用爱抚的动作来安慰他,而他过一会儿也会以轻轻地蠕动来感谢你的关心。这时,配合轻松的乐曲可以帮助胎儿发育得更好。

胎谈胎教

在众多的胎教方法当中,最为人们熟知的应该是胎谈了。胎谈可以称作是一切胎教的基础,因为没有一种胎教可以脱离与胎儿之间的交流而单独进行。饱含爱意的话语可以使腹中胎儿的情绪安定下来,甚至还能对胎儿出生后的性格产生影响,而且准爸爸在胎谈胎教中的作用不可忽视。

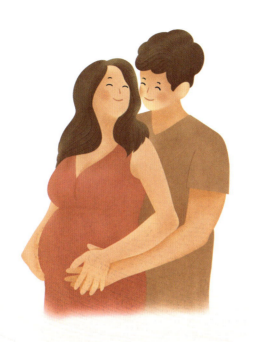

第四章 孕期，成为准妈妈的坚强后盾

增加自己与宝宝的交流机会

在怀孕期间，如果准爸爸坚持不懈地与胎儿交谈，胎儿出生之后就能分辨出爸爸的声音。上班出门、下班回家的时候可以用"睡得好吗？""今天在玩什么呢？""爸爸从公司回来啦！"这样的话向胎儿问好，以增进准爸爸和胎儿之间的交流。

通过抚摸安抚宝宝

准爸爸可以正对准妈妈的腹部进行胎谈，也可以在抚摸准妈妈腹部的同时进行。要知道，抚摸准妈妈的腹部就是间接接触腹中的胎儿，可以使胎儿的情绪安定下来。此外，胎谈过程中还要注意保持充满爱意的语气。

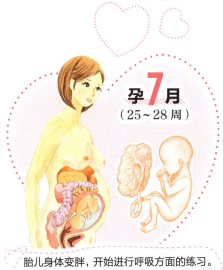

孕7月（25~28周）

胎儿身体变胖，开始进行呼吸方面的练习。抚摸腹部时胎儿会做出反应。

孕7月，为她缓解疼痛

宝宝的发育状况

宝宝的第25周

第25周，胎儿的体重长到了大约700克，身长也长到了31厘米左右。这时胎儿开始了各种与呼吸有关的练习，但是此时的"呼吸"过程并没有氧气参与，而是羊水在肺部的循环。此时宝宝身体也渐渐变胖，皮肤却仍然皱得很厉害。

宝宝的第26周

第26周，胎儿的体重长到了约800克，头顶到臀部的长度约22厘米，身长约33厘米。由于脂肪的快速积累，胎儿的身体变得丰满起来。胎儿开始进行羊水循环呼吸，脸部和身体开始对外界的抚摸做出反应。宝宝此时会对声音越来越敏感，也可以睁开眼睛了，视觉神经也开始发挥作用。

宝宝的第27周

第27周，胎儿的体重是900克左右，从头顶到臀部差不多有24厘米，身长达到38厘米左右。胎儿身体的各个部分几乎已经形成，视网膜继续发育，内耳的神经联结已经完成，眼皮已能够分开，并且会出现不时眨眼的动作。宝宝头上开始出现短短的胎发。

宝宝的第28周

第28周，胎儿的体重约1千克，头顶到臀部的长度是26厘米，身长约40厘米，眉毛和睫毛不断地生长，脑组织数量明显增加，头发变得更长，体重有了成倍的增长。进入这一时期以后，胎儿会做梦了，睡眠也有规律了。

准妈妈身体变化

第25周

第25周，准妈妈的子宫差不多有足球那么大，腹部更加凸出，同时还可能出现瘙痒症状。这时千万不要自作主张地涂抹软膏或用手抓挠，以免导致症状严重。由于激素的分泌量增加，容易出汗。此外，如果打算母乳喂养，还要在这一时期注意是否有乳头凹陷的情况，并就此请教专家。

第26周

第26周，子宫继续增大。如果能够注意营养、均衡饮食，准妈妈体重增加的幅度应该在7.2～9.9千克，胸部、腹部、臀部和大腿内侧都可能出现妊娠纹。准妈妈容易出现腰疼、小腿痉挛和头痛等症状，还有可能出现暂时性的思考能力降低和健忘等症状。

第27周

第27周，子宫底的高度到达了肚脐上方2～3横指处，耻骨到子宫上部的距离约27厘米。准妈妈的手臂、腿、脚等部位可能肿得很厉害，可以通过按摩缓解症状。准妈妈子宫变大的同时，胸部会有疼痛的感觉。这个时期，准妈妈能感觉到有规律的胎动，如果感觉胎动发生的次数很少，应该去医院做检查。

第28周

第28周，耻骨到子宫上部的距离已经达到了约28厘米。准妈妈此阶段体重的正常增长幅度是7.7～10.8千克，腹部的红色妊娠纹变得十分鲜明，腹部、臀部和大腿内侧都变得更加丰满，乳房上的血管也更加清晰可见。

作为准爸爸,我需要重点关注的问题

葡萄糖耐量测试

葡萄糖耐量测试主要是检测准妈妈是否患有妊娠期糖尿病。妊娠期糖尿病在孕期是比较普遍的,而且会引发许多其他综合征。比如,胎儿出生后低血压。有些妇产医院只有当准妈妈的直系亲属患有糖尿病时才会给她做这个测试,如果她在上次怀孕时得过妊娠期糖尿病,上一次分娩生下了体重超过4.5千克的孩子或血液检测中发现葡萄糖值过高等,医生也会给她做葡萄糖耐量测试。

葡萄糖耐量测试的过程

大概在第24~28周,医生会让准妈妈早上或从前一天的午夜开始进行检查,在这期间准妈妈不能吃东西,也不能喝水(果汁或其他饮料也不行)。首先医生会让她取尿液样本,并检测空腹基线血压,随后检测血糖负荷。医生通常会给准妈妈一杯非常甜的糖水,许多女性空腹喝完之后会觉得胃不舒服。不同的医院随后的检查也会不同,有些医院2小时后会进行第二次血液检查,而有些医院会在2小时内每半个小时做一次血液检查,主要目的是查看准妈妈的身体如何消耗葡萄糖,是否能够迅速地分泌足够量的胰岛素,以防止血糖值升高。

先兆子痫

目前还不清楚出现先兆子痫的具体原因以及治疗的具体办法。准妈妈去做产前检查是非常必要的，医生可以监测可能出现的症状和先兆，每次产前检查医生都会询问是否有先兆子痫的一些症状，比如，脚部、肘部、腿部和手部的浮肿，甚至是脸部的浮肿，头痛以及任何肉眼可以察觉的问题。医生还会再测一次她的血压，并检查她的尿液里是否含有蛋白质。妊娠期高血压的标准很难有一个确定值，这主要取决于她在怀孕早期的血压值，一般情况下，血压达到高压140mmHg、低压90mmHg就需要进行治疗了。

先兆子痫综合征可能会造成的危险

先兆子痫会引起孕期的多种问题。如果病情严重，流入胎盘的血液量会减少，影响胎儿的生长。妊娠期高血压放任不管的风险就是可能引起早产，严重者危及准妈妈和胎儿的生命安全。如果准妈妈的血压突然上升，或变得非常高，就有可能引发先兆子痫，严重的甚至会出现突然昏厥，需要多种药物同时治疗并迅速分娩，一般都是剖宫产。

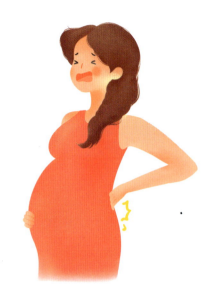

肋骨和腰部出现疼痛现象

怀孕 7 个月时，准妈妈子宫的大小约为 35 厘米，把肋骨推挤上升了 5 厘米，使肋骨产生了弯曲现象，导致疼痛。由于腹部又大又重，准妈妈身体的重心向前倾，而为了支撑体重，保持身体的平衡，又会本能地将身体向后倾斜。这样一来，势必使腰部的负担加重，从而导致腰部疼痛。为了缓解腰痛，要经常散步，活动身体，也可做一些防止腰痛的体操，锻炼腰部肌肉。

什么是早产

早产是指妊娠满 28 周至不足 37 周间分娩。孕晚期偶有子宫收缩的现象是正常的，特别是夜间感觉更明显，但是倘若每 15 分钟出现 2 次以上的宫缩，就很可能是早产先兆。

早产高危的准妈妈

你首先要知道自己妻子有无早产的高危因素，如以前怀孕曾经晚期流产或早产、子宫先天畸形、合并子宫肌瘤、前置胎盘、羊水过多、多胞胎等。其次，要观察宫缩的次数和持续及间隔的时间，每15分钟出现宫缩大于或等于2次，每20分钟出现宫缩大于或等于4次，或每60分钟出现宫缩大于或等于8次，休息以后仍不减少；同时如宫缩持续30秒以上，间隔时间有规律，则可能要早产。此时你要陪准妈妈及时到医院就诊。另外，破水、见红等也可能是早产征兆，需立即到医院做进一步诊断。

预防早产的措施

你要提醒准妈妈，预防早产要做到：不要碰撞腹部，不要到人多的地方去，以免拥挤；要防止跌倒，不要拿重的或高处的东西；不要刺激腹部，养成良好的排便习惯，预防发生便秘和腹泻，以免刺激子宫收缩；要注意休息，避免精神紧张、烦躁和疲劳；积极治疗合并症，如心脏病、肾病、高血压等；积极治疗子宫畸形和缺陷，如子宫颈口松可于孕14～16周进行宫颈内口环扎术；应尽量避免长时间持续站立或下蹲，这也会使腹压升高，子宫受压，引起早产；保持乐观的心态，适当减轻劳动强度，注意休息。

帮助准妈妈做好心理调节

作为准爸爸的难忘时光

在妻子怀孕的日子里,你要努力工作养家糊口,还要回家为妻子排忧解难,压力可想而知。而宝宝还没有到来,无法体会当爸爸的快乐,这时的你是否会有种度日如年的煎熬呢?其实,做准爸爸也有独特的乐趣,关键是你是否有心情去发现和寻找。

- **快乐的业余摄影师** 用照相机和摄像机把妻子怀孕这段生活的细节和片断记录下来,如准妈妈肚子的变化、胎儿胎动的情景、你和准妈妈的甜蜜时刻等,等胎儿出生后将这些整理到一起,留到将来肯定会是一家人美好的回忆。

- **拥有给胎儿起名的权利** 给未来的宝宝起名字是家庭生活中特有的乐趣,名字寄托着父母对儿女的期望和祝福,会伴随他度过一生的时光,而且名字很容易成为亲朋好友谈论的焦点话题。所以你会费尽心思,千挑万选,但这个折磨大脑的过程不失为一种难得的乐趣。

- **称职的胎教专家** 胎教对于胎儿的健康成长非常重要,所以准爸爸应该陪妻子承担起这个责任。胎教分许多种形式,对于你同样是一个欣赏和学习的过程。胎儿在妈妈肚子里欢快地与你互动,相信你在惊奇之余,肯定也会有种莫大的幸福感涌上心头。

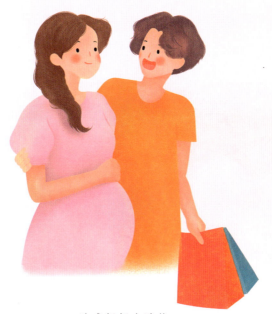

陪准妈妈去购物

- **唯妻独享的美食家** 在厨房与柴米油盐、锅碗瓢盆为伍，看似与自己大丈夫的形象不太符合，但为了妻子和胎儿的营养，相信你一定会接受这一艰巨的任务。烹饪是一门手艺，同样是一种艺术，看到准妈妈大快朵颐的样子，你也一定体会到自己的所得已经超过了付出。

- **与朋友、同事间有了共同话题** 向那些有了孩子的朋友同事请教如何照顾妻子，在聚会时谈论育儿的心得，这些话题总会拉近你和他们之间的关系。

- **购物体验的新尝试** 或许以前你购买的物品大都是男士用品或取悦妻子的化妆品，可是现在你有了新的尝试机会。选择一套漂亮合适的孕妇装，挑选几件有趣的饰物，购买一些有趣的婴儿用品……这些不但可以博得妻子的欢心，还可以让你童心大发，找回自己童年的回忆。

与妻子怀孕一样,做准爸爸的感觉也是酸甜苦辣,什么都会有的。只要你有一颗爱心和乐观心态,生活中就不乏美妙的乐趣。

准妈妈需要你的关爱

由于准妈妈的身体逐渐笨重,大腹便便,你要注意不要让准妈妈弯腰、提重物、从高处取东西、打扫门窗等,要在平时琐碎不起眼的家务中,给予准妈妈更多细致的关爱,帮她系鞋带、洗脚,多承担力气活和日常家务。你除了帮助准妈妈做家务,同时也要理解准妈妈情绪上的改变,随时安抚她,让她时时都有乐观的情绪。你在上班或出差时,也应该经常和准妈妈电话联系,关注准妈妈的心情变化。

宝宝的购物清单

另外,有时间你还要和准妈妈一起列出宝宝的购物清单。许多给宝宝使用的物品提前准备好,需要花费很长时间和精力去研究每一个品牌。这不仅能给准妈妈提供帮助,而且随着不断地了解,你对购买物品的影响力和发言权也会增加。理论上说,此时你就应该储备足够的资金以备未来至少5~6个月的支出。如果你没有准备好,应该<u>立即建立一个应急储备基金</u>。

准妈妈的生活，我来照顾

帮准妈妈保养皮肤

准妈妈在怀孕期间由于激素的影响，皮肤可能变得粗糙，脸上长出粉刺或斑痕。身上的皮肤变得敏感，整个身体泛红，并且长出小米粒一样大小的疙瘩，有时身体会严重瘙痒，导致她无法入睡。虽然这些反应大部分准妈妈会在分娩之后逐渐消失，但如果在孕期不注意保养皮肤，极有可能在分娩后依然留有斑痕。所以，准妈妈应该选择使用温和的护肤品，不要轻易更换。一旦出现问题，应及时就医。

帮准妈妈按摩腰部

日常生活中，如果你经常为准妈妈做一做按摩，比如适度压迫腰部。你用大拇指按压准妈妈的腰肌，呼气时用力压，吸气时放松，反复做数次，能缓解腰部酸痛症状。分娩时，按摩腰部并配合正确的呼吸方法，还有助于顺利分娩。但在按摩前，一定要咨询医生。

帮准妈妈按摩腹部

按摩腹部同时伴以腹式深呼吸，吸气时双手沿腹部向上抚摸，呼气时向下方抚摸。由于胎儿在此时已经会用动作表达自己的情绪，所以按摩的时候要注意胎儿的反应。每次按摩腹部时间不应过长，尽量保持在 5～10 分钟，避免胎儿过度兴奋。按摩时要动作平和，不要过度刺激，可以跟宝宝说说话。

帮准妈妈按摩穴位

由上而下用手指推、擦、按、揉，或用毛刷推、擦膝盖下足阳明胃经脉络 5 次，按揉足三里穴 1 分钟。

用手指或毛刷推、擦、揉、按膝盖下足三阴经，包括脾经、肝经、肾经脉络，从上到下做 5 遍，按揉三阴交和血海穴各 1 分钟。

帮准妈妈按摩头部

让准妈妈舒服地躺在床上，你双手依次轻压她头部两侧，前额中部，轻揉太阳穴两侧，轻按眼部周围、脸颊两侧，然后轻揉太阳穴，双手放置在她的下巴中部，然后向上揉至太阳穴，食指及中指前后轻按下耳部四周。

帮准妈妈按摩手部

用手轻托准妈妈的手腕，另一只手依次拉伸准妈妈的每一个手指，完成后换另一只手进行。将她两只手的5个手指相互对压；最后使她的10个手指交叉，手心向外推出。

帮准妈妈缓解背部疼痛

随着准妈妈的腹部逐渐变大，体重也比以前增加不少，会让她出现背痛症状。背部疼痛在孕期非常普遍，你此时应行动起来，帮助准妈妈进行缓解。你可以帮她按摩背部或者是进行局部的热敷。

帮准妈妈缓解胸部疼痛

不少准妈妈在怀孕之后会有乳房胀痛的感觉，这是因为身体内激素改变造成的。准爸爸不用担心，这是一种正常现象，尤其在孕晚期时，准妈妈的乳房胀痛可能会加重。你可以用柔软的热毛巾热敷、轻轻擦试等方式来帮助妻子缓解乳房的不适感，注意动作轻柔，避免损伤和长时间刺激乳头。

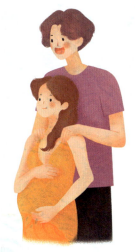

帮准妈妈按摩

帮准妈妈控制脂肪摄入

  准妈妈在怀孕 28 周后应适当限制脂肪和糖类的摄入，减少米、面等主食的量。但此时是胎宝宝生长最快的阶段，所以要增加热量和蛋白质的补充。由于胎儿增大，压迫胃肠道，准妈妈常会感到上腹部不适，可采取少量、多餐的方式。孕期补充营养应该掌握好度，否则容易导致准妈妈体重增加，甚至诱发妊娠期糖尿病，年龄偏大、肥胖的女性尤其应该注意。

做胎教重要的参与者

给宝宝讲故事

  你和准妈妈一起给胎儿读一读童话书，那些美丽的故事可以培养胎儿的想象力和思维力，此外，亲子关系、夫妻关系也会不断加深。每天坚持拿出 30 分钟读童话书，可以让整个家庭一起度过这段幸福的胎教时间。

情绪胎教

  准妈妈拥有一个好心情对胎儿来说是最好的胎教。你对妻子的爱会间接传递给胎儿，在爱中成长的胎儿会更加健康。所以，你要帮准妈妈调节情绪，使她抛却烦忧，促使胎儿大脑得以良好的发育，这就是情绪胎教。

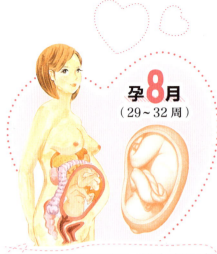

胎儿会对光线做出反应,肺部与消化器官几乎都已形成,胎动将逐渐减少。

孕8月,与准妈妈一起,克服产前焦虑

宝宝的发育状况

宝宝的第29周

第29周,胎儿的体重长到了约1.3千克,头顶到臀部的长度为26厘米左右,身长约42厘米。胎儿的皮下脂肪初步形成,看上去显得圆润了些,不再像个小老头了;手指甲也已经很清晰。用光线刺激时,胎儿会随着光线的方向转动。

宝宝的第30周

第30周,胎儿的体重大约是1.5千克,从头顶到臀部的长度约27厘米,全身长度增至44厘米左右。女胎的阴蒂开始变大,阴唇开始发育。男胎的睾丸则从肾脏附近移动到了阴囊当中。

宝宝的第31周

第31周,胎儿的体重长到了1.8千克左右,头顶到臀部的长度约28厘米,身长约44.5厘米。胎儿的皮下脂肪明显增多,在一周的时间里体重能够增加500克以上。实际上新生儿的体重有一半都是在出生之前的7周里增加的。胎儿的肺部与消化器官已基本发育完成,眉毛和睫毛也变得更加完整了。

宝宝的第32周

第32周，胎儿的体重达到1.8千克左右，头顶到臀部的长度约29厘米，身长是45厘米左右。胎儿的头部、臂部和腿部按照适当的比例生长着，并且开始排尿。由于没有足够的活动空间，胎动的次数逐渐减少。

准妈妈身体变化

第29周

第29周，准妈妈体重增加的正常范围是8.5～11.2千克，可能常会有乳汁分泌，为了保持清洁，可以在胸罩里垫上纱布或棉垫。你不用过于担心妻子妊娠纹、宫缩或者浮肿等孕晚期的一些正常现象。准妈妈很容易长黑痣或者雀斑，并且会由于油脂和水分的不均衡导致皮肤角质的出现，保证充足的睡眠并缓解压力可以有效地预防。

第30周

第30周，准妈妈的子宫已经增大到几乎要触及肋骨的程度，看上去好像再也没有继续扩大的空间了。然而事实上胎儿和子宫的体积仍在不断变大，羊水量也在持续增加。变大的子宫接触到横膈膜，使准妈妈感到呼吸困难。便秘、消化不良和小腿痉挛等情况时常发生。如果乳头上有残留分泌物，可用温水轻轻地清洗干净。

第31周

第31周，准妈妈的子宫已扩增至腹部的大部分空间，体重正常增长范围是9.4～12.1千克，几乎以每周500克的速度增长着。体液量增加导致腿部常常发生水肿。当骨盆的血管被子宫压迫时，有可能引起整个下半身的血液循环受阻。

第32周

第32周，准妈妈耻骨与子宫上部的距离是32厘米左右，腹部的深色条纹变得更加显眼，肚脐可能会变得平整，也可能明显地凸出。孕晚期应该坚持每天按摩乳房。脊柱和骨盆的关节变化常常会导致准妈妈腰部疼痛，肩膀向后活动时也很容易产生疲劳的感觉。

作为准爸爸，我需要关注哪些问题

准妈妈再次开始尿频

由于胎儿渐渐长大，子宫不断压迫准妈妈的膀胱，虽然准妈妈的排尿量并没有变化，却需要增加排尿次数，所以准妈妈在孕晚期通常又会出现尿频现象。这时准妈妈的肚子已经很大了，蹲下、起立非常不方便，所以要尽量选择有坐便器的卫生间。如果没有，那你就应该在她蹲下、起立时给予必要帮助。

消化不良和胃食管反流

消化不良和胃食管反流症状在孕晚期时非常普遍。由于胎儿不断长大，准妈妈的腹腔压力逐渐增大，胃内压力由于受到挤压也逐渐增大，导致胃食管反流，准妈妈可能会感觉到胃灼热或想要呕吐。但到孕期最后一段时间，你会发现准妈妈这一症状将出现好转甚至痊愈。这是因为胎儿已经从腹部向下移动，准备进入骨盆了，腹部为消化系统提供出更大的空间了。

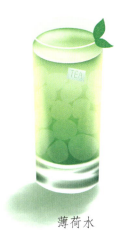

薄荷水

饮食调节消化不良和胃灼热症状

消化不良和胃灼热都是短期和暂时的，而且可以通过调节饮食来缓解症状。你应该让准妈妈尽量少吃辛辣、油腻或非常酸的食物；不要食用可能引起消化不良的食物；不要暴饮暴食，尽量少食多餐，这样可以缓解这些症状。准妈妈可以睡前喝一杯牛奶，以中和胃酸，有效缓解不适，酸奶也有同样的功效。不过，有些准妈妈发现姜水和薄荷水也有缓解功效。

根据胎动规律数胎动

在怀孕 28～30 周后，你应督促和帮助准妈妈坚持数胎动，发现胎动异常及时就医。每日早、中、晚各计数胎动 1 个小时，正常胎动为大于 3 次／小时；也有将 3 小时计数之和乘以 4 作为 12 小时内的胎动数，正常应在 30 次以上。胎动过多或过少，均提示胎儿有异常情况，应及时就诊。

胎位

子宫内的胎儿是浸泡在羊水中的，由于胎头比胎体重，所以胎儿绝大多数都是头下臀上的姿势。正常的胎位不但头朝下，而且胎头俯屈，枕骨在前，分娩时枕部最先伸入骨盆，医学上称之为枕前位，也就是趴着生，这种胎位分娩一般比较顺利。

什么叫胎位不正

正常胎位应是胎体纵轴与母体纵轴平行,并且胎头在骨盆入口处。这之外的所有胎位都可以叫作胎位不正。胎位不正有以下几种情况:一是分娩时胎儿处在臀部先露,或者脚、膝部先露的臀位,分为单臀、混合臀和足位;二是分娩时手臂、肩部先露的横位。胎位不正在分娩时可能会引起难产,可能会需要手术助产。

纠正胎位

孕 30～34 周,是纠正胎位的最佳时机,可在医生指导下采用以下方法尝试纠正胎位。准妈妈做膝胸卧位,每天早晚各 1 次,每次做 15 分钟,连续做 1 周,每周检查 1 次看胎位是否转正。其姿势是,在硬板床上,胸膝着床,臀部抬高,大腿和床垂直,胸部尽量接近床面,注意做之前要空腹,并松开裤带。

破水

怀孕中如果部分羊膜破裂,胎儿周围的羊水就会流出体外,这种情况称为破水。这种情形不痛也不会出血,只从阴道口流出水状物。破水过多或时间过长,很可能危及胎儿生命。若感觉破水时,尽量不要活动身体,保持稳定状态立即就医。

胎盘早期剥离

准妈妈在怀孕 20 周后或分娩期,正常位置的胎盘部分或全部从子宫壁剥离而胎儿未娩出,这就是胎盘早期剥离。这种情况后果严重,甚至危及母婴健康,症状为阵痛异常,腹部无停止地持续紧绷,紧接着强烈腹痛、脸色苍白、盗汗等。有时阴道会大量出血,或是外表完全无出血状态,子宫却出血不止。若内出血时,母体会严重急性贫血,有可能休克,应立即就医。遇到这种情况,最好选择剖宫产立即生产。

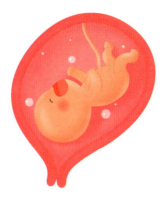

子宫里的宝宝

前置胎盘

胎盘位于子宫口时，就是前置胎盘，这是造成生产时大量出血的主要原因。怀孕中即使有少量出血，也应该去看医生，经由超声波的诊断，可了解相关情况，早发现早住院，必要时立即手术。

孕晚期可以进行性生活吗

孕晚期，准妈妈腹部逐渐隆起，性欲减退，且子宫口容易张开，性交易导致感染及羊水早破，尤其是怀孕 9～10 月时，性交造成早产的可能性极高，此时性交次数要尽量减少。而且在接近预产期或超过预产期后，如果精液接触到宫颈，可以促使宫颈成熟、使宫颈开放而促发临产。这段时间对准爸爸来说是应该忍耐的时期，只限于温柔地拥抱和亲吻，绝对禁止具有强烈刺激的性行为。

帮助准妈妈做好心理调节

准爸爸也有心理压力

宝宝即将降生，对于大多数准爸爸来说，意味着更多的责任需要肩负起来，而且在相当长一段时间里你不能再和朋友聚会，不能再熬夜看球等。这时的你可能面临巨大的心理压力，如果不及时调节，很有可能患上忧郁症。

你是妻子的依靠

虽然夫妻二人的责任是同等的，但在生活考验面前，你必须表现得更坚强一些。准妈妈由怀孕到生产所经历的戏剧性的感情变化需要你理解，同时准妈妈还需要你的帮助以及精神支持，此时，准妈妈需要看到你镇定、乐观的表现。所以你不仅要在经济方面提供保障，在感情上也要成为妻子的依靠。

准爸爸也会焦虑

到了孕晚期，出于对未知的恐惧，不止准妈妈会有情绪低落的时候，准爸爸也可能患上产前焦虑症。焦虑是一种负面情绪，对身心健康非常不利，所以你应该尽力调节，通过各种办法加以克服。

克服产前焦虑的方法

- **将焦虑写在纸上** 当你出现焦虑时，就仔细想想，把你所担心的事情写在一张纸上，然后读一下，对着镜子笑笑，把它们扔在一边，内心也进行同样的活动。

- **向别人倾诉** 你不要把自己包裹起来，装出坚强的样子给别人看。当焦虑积累到一定程度后，就更不容易疏解。所以你应该向父母、朋友倾诉自己的担心，这不关乎脸面，反而说明你能正视自己，准备以更好的心态迎接挑战。

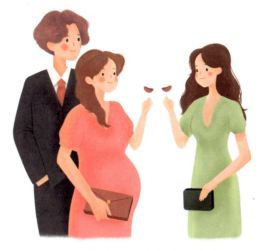

和准妈妈一起参加社交活动

- **不苟求尽善尽美** 你带给宝宝以生命，其他所担心的东西都是无关紧要的。所以你只要尽力去做，用爱心和责任给宝宝一个健康的成长环境，教他做人的道理，即便物质方面有所欠缺，他也照样能长大成人，凡事不必苛求完美。

- **坚持锻炼身体** 如果拥有强健的体魄，就更有利于增强自信心，克服焦虑。你不妨和妻子一起在孕期时严格要求自己，调整生活方式，不抽烟喝酒，不熬夜，经常散步或做其他运动。不久你就会发现自己精力充沛，驾驭生活的能力也不断提高。

和亲爱的她一起参加社交活动

准妈妈怀孕期间的情绪会变得很差，找亲友聊天、参加聚会都是很好的调解方法。但孕晚期的准妈妈身体笨重，活动范围大大减少，缺少社交活动，情绪难免受到影响，变得低落。

这时你应承担起护花责任，陪妻子去参加一些社交活动，让她的情绪好起来。参加聚会时，你要事先了解聚会是否适合孕妇参加。

准妈妈的生活，我来照顾

按摩的神奇功效，准爸爸学会了吗

按摩防止消化不良，方法步骤如下。

1 在位于足底的涌泉穴上用大拇指按 3 次，每次持续 4 秒钟。

2 在足底输尿管的反射区用大拇指轻按 4～5 次，每次持续 4 秒钟。

3 在足底内侧的膀胱反射区挤压 3 次，每次 4 秒钟。

4 用大拇指在足底尿道的反射部位按摩 9 次以上。

5 从脚底中央的涌泉穴开始向下推至小肠反射区，反复按摩。

6 在脚腕到膝盖上 10 厘米的区域内按摩，通过挤按内侧、外侧和底侧而让足部的血液向上循环。

按摩缓解水肿，方法步骤如下。

1 把毛巾敷在脚背上，用双手握住整个脚背，模仿掰开一只苹果的动作进行按摩，持续 1～2 分钟。

2 用一只手从脚腕出发往膝盖方向滑动按摩，就好像要让血液向上流动一样。随后按摩另一只脚并持续 1～2 分钟。

3 用大拇指在脚底中央位置的涌泉穴上轻轻按 3 次，每次持续 4 秒钟。

按摩缓解手脚麻木，方法步骤如下。
1 将手脚浸泡在热水中10分钟以上。
2 用大拇指在涌泉穴从里到外按逆时针方向旋转着进行按摩。
3 在足底小肠反射区上用大拇指进行按摩。
4 用大拇指按压各个脚趾的顶端。
5 再将手和脚放到热水中，不断地搓擦手脚直到其感觉发热为止。

按摩预防失眠，方法步骤如下。
1 用热水泡脚15分钟左右。
2 在脚底中央的涌泉穴按压2~3次，每次4秒钟。
3 在大脚趾中央位置的大脑反射区上用大拇指按4~5次。
4 用大拇指在足底小肠反射区处反复滑动按摩。
5 左手按压右脚，右手按压左脚，用大拇指在脚底部位每隔4秒钟按压一次，并把每一个按下的点连接起来，使之成为直角。
6 用右手大拇指在左脚脚底上每隔4秒钟按压一次，把按下的点连接起来就是"U"状，还要在直肠反射区上多按一次，这一动作在晚上睡觉之前应重复4次。

在做上述按摩时一定要征得医生的同意。

孕晚期饮食原则

准妈妈整个孕期都需要补钙，但孕晚期钙的需要量显著增加，一方面母体钙的贮备增加，另一方面胎儿的牙齿、骨骼钙化加速。胎儿体内的钙一半以上是在怀孕期的最后2个月贮存下来的。在孕晚期，当准妈妈钙的摄入量不足时，胎儿就会吸收母体骨骼中的钙，致使准妈妈发生软骨病。准妈妈多吃含钙丰富的食物的同时，还应多摄入维生素D，以促进钙的吸收。

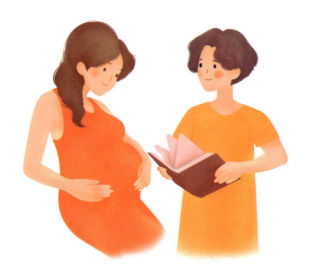

做胎教重要的参与者

该给小天使起名字啦

当胎儿发育到 5~6 个月时，听觉器官已基本成熟，并能根据声音做出反应，你和准妈妈该给他起个名字，这样有助于胎教时交流。你每次和胎儿说话时，先叫一下胎儿的名字，会较容易建立亲子之间的联系。当胎儿出生后，在听到你呼唤他名字时，也会积极响应，并且会有安全感。

和宝宝一起听音乐

此时胎儿的听力发育已经较为完善了，准妈妈应该继续音乐胎教，和宝宝一起听音乐。由于此时宝宝已经能够对声音做出相应的反应了，准妈妈也可以通过观察宝宝的反应来猜测宝宝对于音乐的喜好，更好的刺激宝宝的听觉神经，促进大脑细胞的发育，让宝宝更聪明。

Tips:

宝宝的购物清单

通常宝宝生活必备用品包括以下几类：寝具、衣物、浴具、喂食用具等。

寝具包括床、床垫、纸尿垫、毛巾被、薄棉被、小枕头等。床最好是木制的，床垫要配合床的尺寸。被子必须是纯棉面料。刚出生的胎儿用不着枕头，但3个月后会用，枕头不宜太高，3厘米左右较好，填充物要柔软透气。

衣物包括婴儿内衣、连衣裤、包单、帽子、纸尿裤或尿布等，所有的衣服一定是纯棉的，质地柔软宽松，没有松紧带，可水洗，不脱色。应该多准备几件衣物，以备替换。

浴具包括大浴盆、毛巾、婴儿浴液、婴儿洗发水、婴儿油、护肤膏、爽身粉等。毛巾必须是纯棉制品，柔软舒适。浴液、洗发水和护肤品都必须是婴儿专用的。

喂食用具：如果母乳喂养，就需要胸垫、吸奶器、奶瓶（给婴儿喂水用）等；如果是配方奶喂养，需要奶瓶、奶嘴若干、消毒专用锅、奶瓶刷、奶头刷、围嘴等。围嘴最好是塑料底棉布面，防水、耐脏且易清洗。

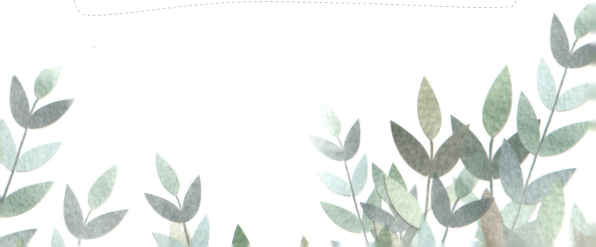

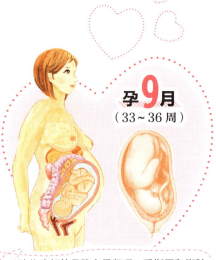
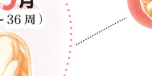

孕9月
（33~36周）

胎儿头部的骨骼变得坚硬，手指甲和脚趾甲不断变长，皮下脂肪逐渐增多。

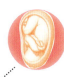

孕9月，制定分娩计划

宝宝的发育状况

宝宝的第33周

第33周，胎儿的体重约2.2千克，从头顶到臀部的长度约30厘米，身长是48厘米左右，头发明显长长。胎儿的皮下脂肪较以前大为增加，皱纹减少，身体开始变得圆润。胎儿的呼吸系统、消化系统发育已近成熟。胎儿的生殖器官发育也接近成熟，头部已开始降入骨盆。

宝宝的第34周

第34周，胎儿的体重长到了约2.3千克，头顶到臀部的长度约32厘米，身长达到49厘米左右，此时胎儿的姿势尚未完全固定，还有可能发生变化。胎儿的头骨现在还很柔软，而且每块头骨之间还留有空隙，这是为了在分娩时使胎儿的头部能够顺利通过狭窄的产道。

宝宝的第35周

第35周，胎儿的体重约2.5千克，头顶到臀部的长度约33厘米，身长约50厘米。肺部正充分地发育着，这一时期出生的胎儿存活率接近99%。

宝宝的第36周

第36周，胎儿的体重大约是2.75千克，头部到臀部的长度约34厘米，身长是51厘米左右，皮下脂肪逐渐增多。胎儿还不能进行自主呼吸，所以此时出生的胎儿在一段时间内必须依靠人工呼吸才能够存活。

准妈妈身体变化

第33周

第33周，准妈妈肚脐到子宫上部的距离约13厘米，耻骨到子宫上部的距离大概33厘米，体重增加了9.9～12.6千克。当感到腰部疼痛时，可以通过洗温水澡或进行按摩来缓解肌肉的紧张状态。

第34周

第34周，准妈妈的脸上有可能出现白色的斑点。准妈妈可以感觉到胎儿的位置有所下降，呼吸会变得轻松一点，但是骨盆会有强烈的压迫感，在感到难以适应这种压迫时，就要去医院检查。此外，激素分泌的增多使乳腺保持着发达的状态，开始分泌乳汁。

第35周

第35周，准妈妈的子宫上部在剑突下方2～3横指处，肚脐到子宫上部的距离约14厘米，体重增加10.8～13千克。随着分娩的临近，准妈妈腰部的疼痛症状越来越严重，乳房胀至最大上限，身体变重使准妈妈很难进入熟睡状态，情绪波动较大。

第36周

第36周，准妈妈的肚脐到子宫上部的距离大约是15厘米，耻骨到子宫上部的距离约36厘米，体重增加11～13千克。子宫随胎儿一起变大，这时已经抵到了肋骨下段的位置。准妈妈的腹腔内几乎再也没有多余的空间了。由于膀胱受到压力，准妈妈可能出现尿频现象。

作为准爸爸，我需要重点关注的问题

发现胎动异常怎么办

准妈妈突然感觉到胎动异常，经过短时间观察没能缓解时，你就要立即带她就诊。胎动突然加剧，随后很快停止，可能是胎盘早期剥离或是脐带绕颈、打结或扭转。由于胎儿缺氧，初期准妈妈会感觉到胎动剧烈，持续缺氧或更加严重时，胎动则会减少或停止。胎动异常是胎儿发出的呼救信号。遇到这种情况，你应该带准妈妈马上去医院。

制定好分娩计划

进入孕晚期，你和准妈妈要根据实际情况制定详细的分娩计划，因为这一时期随时可能生产。你要向医生咨询是否有潜在的危险，是否有可能需要剖宫产、引产。检查和分析准妈妈的身体状况，了解能否实施怀孕初期计划的分娩方式。如果没有明确的剖宫产指征，自然分娩是最好的选择，医生会根据准妈妈的情况提供合理分娩建议。

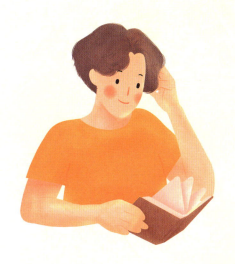

与准妈妈一起为分娩做准备

你需要帮助准妈妈消除对分娩的恐惧心理,和她在一起学习有关分娩的知识,帮助她练习分娩的辅助动作和呼吸技巧。你还需要认真地做一个经济上的预算,因为不光自然分娩和剖宫产的费用不同,不同分娩病房的费用也是有差别的。

与准妈妈一起准备住院用品

你要准备一个待产包,里面放好准妈妈的身份证、孕期保健(检查)手册等。你还要准备准妈妈住院期间的换洗衣物(特别是内衣)、洗漱用具、拖鞋、手纸和胎儿出生后的衣服、被褥等。如果不在医院订餐,还要准备保温饭盒等。

与准妈妈商讨关于月嫂的问题

许多新手父母会选择在分娩之后请月嫂照顾，这个决定需要两人仔细商讨后做出。有的新手父母会觉得月嫂更加专业省心，而有的父母则愿意事事亲力亲为。是否请月嫂应在综合考量经济因素以及两人自己的喜好后做出决定。如果决定请月嫂，那么在选择月嫂时，除了考虑她所具备的"硬件"条件之外，你和家人还需考虑是否能接受月嫂的个性。如有的月嫂特别细致，但急性子的你或家人有时会嫌她干活不够麻利爽快；有的工作起来特别麻利爽快，追求细节细致的你或家人又可能觉得她应付了事。月嫂虽说主要是为了挣钱，但她们的工作确实是十分辛苦的，你或家人千万不要以为自己花了钱，就不注意对月嫂人格的尊重。

陪准妈妈上分娩课

怀孕晚期，你要陪准妈妈一起学习专门的分娩课程。这些课程主要是介绍传统分娩、医院分娩和其他相关健康知识，如产前护理、营养和健身运动等。你和妻子要在课上了解分娩的相关常识，学习产后母婴护理方面的知识，也可根据需求选择适合自己的课程。通过上分娩课，你们可以了解产程的真实情况，针对意外所采取的措施，积极配合医生，从而顺利分娩。

帮助准妈妈做好心理调节

做好应对夫妻关系变化的准备

胎儿出生所带来的所有变化不可避免地影响到你和妻子及其他人之间的人际关系，最大的改变就是你与妻子之间的关系。在此之前你可能是她关注的焦点，但当宝宝出生后，你或许将不再是准妈妈心中最关注的人了，你也很有可能会觉得很孤独，但随着宝宝逐渐长大，你们与他的感情逐步加强，你会发现你的生活是多么丰富多彩。

准妈妈需要你积极的心理暗示

临近分娩，准妈妈的心情大多是既紧张又兴奋，还有点焦虑。这时你应该给她积极的心理暗示，让她摆脱焦虑。调整准妈妈心态的最好方法就是让她在分娩前做一些心理暗示方面的想象训练（比如，想象只要坚持一会儿就可以和可爱的宝宝见面了，宝宝出生后快乐的样子），而且让准妈妈在想象中配合正确的分娩方法，就可以减缓生产的压力和疼痛，有助于顺利诞下胎儿。

准妈妈的生活，我来照顾

陪准妈妈产检

到了孕晚期，准妈妈身体负重到了极限，这个时候你最好能陪她一起去体检，如果自己脱不开身的话，也要确定有人陪着她去，以防突然出现临产征兆。

照顾准妈妈的日常琐碎

到了孕晚期，随着体重的激增，准妈妈的负担日益加重，时常感觉疲惫不堪，大多数准妈妈还会出现浮肿等情况，笨重的身体让准妈妈的行动变得十分困难。诸如合理安排准妈妈的饮食、为准妈妈翻身、帮助准妈妈按摩以缓解身体不适，还有帮助准妈妈穿鞋等琐事，你决不能袖手旁观，只要举手之劳，就可以体现出自己对妻子的关心噢。

帮她缓解骨盆痛

在孕晚期，因为准妈妈背部的肌肉承受了更大的拉伸力，所以出现背部疼痛是非常普遍的。但是如果她出现了非常严重的下背部疼痛或骨盆腔疼痛，就应该去医院检查了。这些症状用一些简单的处理办法，比如，使用冰袋或热水袋，或者服用对准妈妈来说安全的止疼药就会非常有效。如果疼痛症状持续加剧，可以在医生指导下找女性健康理疗师，帮助她做一些轻柔的运动来缓解疼痛。

帮助准妈妈缓解坐骨神经痛

由于胎儿不断发育生长，准妈妈的子宫不断膨胀，过度压迫坐骨神经，会引起疼痛。疼痛会沿着脊椎，通过臀部一直延伸到腿部。如果准妈妈已经确定自己有坐骨神经痛，当疼痛发生时，尝试做做局部热敷，用热毛巾、纱布和热水袋都可以，热敷半小时，可减轻疼痛感。你可以让准妈妈采用舒服的姿势睡眠，可将枕头垫在两腿间或肚子下面。准妈妈每周练习几次瑜伽也是减轻疼痛的好方法。如果症状轻微，可以让准妈妈在家做居家按摩操。此时，你可以为她每天定时做按摩。

做胎教重要的参与者

光照胎教

光照胎教是指自怀孕 36 周开始，当胎儿胎动时，用手电筒的微光一闪一灭地照射准妈妈腹部，以训练胎儿适应昼夜节律，即夜间睡眠，白天觉醒，从而促进胎儿视觉功能的健康发育。

什么时候可以进行光照胎教

35 周以前，胎儿对光的刺激毫无反应。从 36 周开始，胎儿对光照出现反应，胎儿的眼睑、眼球开始运动，头部会回转躲避光照，37 周以后逐渐明显。研究还表明，光照运动不仅可以促使胎儿对光线做出灵敏反应，而且有益于出生后动作行为的协调性。

光照胎教的方法

光照胎教可以与数胎动和语言胎教结合起来进行，你可以每天晚上用手电筒的微光一闪一灭地照射腹部 3 次，同时和胎儿说说话。每天早晨起床前，同样用手电筒的微光一闪一灭地照射 3 次。需要注意的是，光照胎教时切忌用强光照射，且时间不宜过长，因为强光或光源长时间照射对胎儿的视觉及神经系统发育均会产生不良影响。

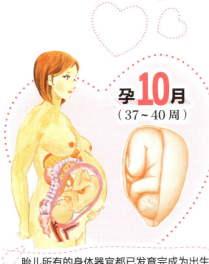

孕10月（37~40周）

胎儿所有的身体器官都已发育完成为出生做好了准备。

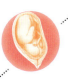

孕10月，宝宝要来啦

宝宝的发育状况

宝宝的第37周

第37周，胎儿的体重大约是2.95千克，头顶到臀部的长度约35厘米，身长约51.5厘米，生成了大量的皮下脂肪。胎儿身上细细的绒毛和大部分胎脂已经逐渐脱落，这些物质以及其他分泌物都被胎儿吞进了肚子里，这些东西会在胎儿出生后以胎便的形式排出体外。

宝宝的第38周

第38周，胎儿的体重约3.1千克，头部到臀部的长度约36厘米，身长约52厘米。这个时期，可以通过监护仪来观察胎儿心脏的跳动情况，也可以通过宫缩压力试验确认他的健康状态，还可以做血液抽样检查。

宝宝的第39周

第39周，胎儿重达3.25千克左右，头顶到臀部的长度约37厘米，身长约53厘米。胎儿仍在继续长肉，身体各部分器官已经发育完成，也安静了许多，不太爱活动了。

宝宝的第40周

第40周，胎儿的体重约3.4千克，头顶到臀部的长度约38厘米，身长达到53.5厘米左右。胎儿占据了整个子宫，几乎再也没有任何移动的空间。尽管这一周是预产期，但胎儿有可能提前1周或推迟1周降临。

准妈妈身体变化

第37周

第37周，子宫大小与上一周相似。准妈妈的体重差不多到达了最高点，与怀孕之前相比增加11～15千克。准妈妈单侧乳房的重量已经达到了400～800克。发生阵痛时子宫颈会变软、变薄。

第38周

第38周，肚脐到子宫上部的距离为16～18厘米，耻骨与子宫上部之间的距离则为36～38厘米。在怀孕的最后几周里，准妈妈的腹部不再继续变大，但身体已经很笨重了。这一时期最好不要采取仰卧的姿势，以免造成呼吸困难和恶心。准妈妈进行适当的运动可以缓解力气不足和情绪不安等症状。

第39周

第39周，准妈妈的子宫上部将下降至约31周的高度。这个时期，准妈妈应避免体重增长过快，最好控制在12～16千克。胎儿位置的下降可能给准妈妈的行走造成困难。

第40周

第40周，子宫上部在剑突与肚脐之间。准妈妈腹部的皮肤时刻处于紧绷的状态，并有可能产生瘙痒的感觉。此外，乳晕的颜色变得更深。准妈妈可以感觉到胎儿做好了一切出生的准备。

作为准爸爸，我需要重点关注的问题

胎动变少了

到了怀孕的最后几周，发现胎动与之前不同是很正常的，因为子宫里已经没有足够的空间供胎儿活动，所以胎儿的活动方式也有了变化，但数量没变。如果准妈妈说自己没感觉到任何胎动，或者胎动次数明显减少，你可以想办法让胎儿动起来，比如，让准妈妈躺下，轻轻拍打腹部，或咳嗽几声，通常胎儿都会有所回应。如果准妈妈仍未感觉到胎动，或胎动有非常巨大的变化，应该马上去医院做检查。

孕38周B超检测的重要性

在怀孕38周左右做B超检测，可以明确检测出羊水的多少和胎盘功能，以及胎儿有无脐带绕颈等。如果出现羊水过少、胎盘钙化、胎儿脐带绕颈等状况，医生会结合准妈妈的具体情况考虑是否终止妊娠。同时，B超可以查清胎儿的胎位，从而评估准妈妈是否能够自然分娩。

宝宝有多重

产科医生会遇到一些需要预测胎儿体重的情况，如患有糖尿病的准妈妈，可能会出生巨大儿；胎盘功能不好，或脐带发育有问题时，胎儿的生长发育可能会受影响，出现胎儿宫内发育迟缓；准妈妈有不宜继续妊娠的疾病，需要提前终止妊娠等。医生可以利用B超测量胎儿的双顶径（BPD）、头围（HC）等预测胎儿体重。

什么叫假性宫缩

分娩前数周，准妈妈的子宫肌肉较敏感，将出现不规则的子宫收缩，持续的时间短，力量弱，或只限于子宫下部，经数小时后又停止，这并非要临产，而是假性宫缩。假性宫缩是准妈妈的子宫在分娩之前进行的收缩练习，同时这种收缩还可以促进更多的血液流入胎盘。她也许已经察觉到了几次假性宫缩，随着孕期进入最后阶段，这种收缩会越来越频繁。

假性宫缩与真实宫缩的区别

假性宫缩与子宫真实收缩不同。假性宫缩没有疼痛感，而且没有规律，真实宫缩一般无论是力量、频率还是程度都更加强烈。但有时也很难区分两者，特别是那些第一次怀孕的准妈妈。如果准妈妈真的无法确定是假性宫缩还是真实宫缩，就要马上给医生打电话或者直接去医院，医生会通过询问或检查来确定你妻子是不是真的临产了。

帮助准妈妈做好心理调节

你的家庭需要你

就要当爸爸的你是不是时常焦虑，有时甚至有种想离家出走的冲动呢？如果真如此，那你很可能患上了产前抑郁症。你应该用平和的心态对待做爸爸这件事，把养育宝宝当作一种乐趣，而不只是一种责任和压力。当你感觉到担心焦虑正渐渐袭来时，要想办法让自己更舒服些，比如，适当的休息、充足的睡眠、适量的运动以及均衡的饮食等。

倾诉与表达，准备好一切

平时你可以多看看孕产方面的书籍，了解相关知识。如果对于妻子生产过于担心，你不妨抽出半天时间带她去医院看看。你还需要给自己和妻子买一份保险，这样家庭就会更有安全感。同时，不要拒绝来自亲朋好友的帮助，学会向他们倾诉，把自己的情绪宣泄出来，有了他们的帮助你自然会轻松很多。如果焦虑感挥之不去，那就花点时间将担心的事项写在纸上，然后把纸扔到一边。

总是有亲戚参与到我的生活中怎么办

你可能发现最近家人都开始围着你们忙碌了。你会感觉到，不单单是你和妻子两个人在期待着宝宝的诞生，对于你们各自的家庭来说，宝宝的出生也意味着一名新成员的加入，突然间你们的长辈、亲人们全都会参与到准妈妈的孕产过程中。毕竟，宝宝是他们的孙子或孙女，侄子或侄女……长辈、亲人们的热情程度不同，也可能出现不同的问题。总之，你们是决定的主体，亲友们应该按照你们的意愿行事，只要你们夫妻保持一致，双方父母也会尊重你们的意愿。

准妈妈的担心怎么缓解

越到临产时，准妈妈越担心自己生下不健康的宝宝，这种现象很普遍，严重的还会患上焦虑症。在这时你应该多关心和安慰准妈妈，让她从焦虑担心中走出来。你应该鼓励准妈妈主动学习孕育相关的知识，增加对自身的了解，增强生养健康宝宝的自信心。让准妈妈和一些已经生过宝宝的妈妈们多交流，说出自己的疑虑，向她们讨教一些经验。平时你也要多关心体贴准妈妈，适时和她沟通，和她一起憧憬三口之家的美好未来。

转移妻子的注意力

准妈妈临产前可以让她做一些有利于健康的活动，如给将要出生的宝宝编织衣袜、绘画、散步等，不要让她闭门不出、卧床不起，帮她把注意力转移到有趣的事情上。另外，如果准妈妈有产前并发症，应陪她积极治疗，与医生保持密切联系，有问题时及时请教，让她保持良好情绪。

准妈妈的生活，我来照顾

做好入院的准备

当准妈妈紧张待产时，你就要担负起备好待产包的责任，列一张待产包清单十分必要。

- **服饰类用品** 准妈妈出院的时候不再大腹便便，所以应该准备一套适合出院当天穿的衣服；束腹带1条，当准妈妈生完宝宝，肚子难免会有松弛下垂和脂肪堆积，此时就要准备一条束腹带来帮助肚子紧绷；方便给新生宝宝喂奶的哺乳式文胸2~3个；防溢乳垫1盒，把防溢乳垫垫在内衣里，吸收溢出的乳汁，保持乳房干爽、清洁，非常实用。

- **生活用品** 带有吸管的杯子1个，因为准妈妈产后不方便起身，用带吸管的杯子来喝水非常实用；可加热的饭盒、筷子、调羹，医院一般有微波炉，随时可以加热使用；吸奶器1个，一般新妈妈刚生完宝宝1~2天时，需要用吸奶器来帮助开奶，所以很有必要。

- **洗漱用品** 毛巾2条，一条用来擦手，一条用来擦脚；水盆2个，一个洗脸，一个洗脚；牙刷、牙膏、漱口水等各备一份，牙刷尽量选用软毛的，漱口水可在分娩后无法起身刷牙时使用；护肤品1套，最好是旅行装。

- **卫生用品** 新妈妈专用卫生巾1包，分娩以后，残留的恶露一下子排不尽，需要用卫生巾；卫生纸、餐巾纸等可准备若干，当然这些东西随时都可以买到，只是事先备好以免手忙脚乱。

- **宝宝包** 宝宝毯或睡袋1条，洗净晒干备用；宝宝贴身全棉内衣3套，去除内侧面标签，洗净晒干备用；宝宝小夹袄1套，洗净晒干备用；宝宝奶瓶2个、小碗、勺各1个，洗净消毒好装在食品袋中；宝宝奶粉1桶；宝宝柔湿巾1盒；宝宝纸尿裤1包；宝宝喂奶巾6条；全棉小方巾4条。

- **证件包** 夫妻两人的身份证、生育服务证、医保卡等。

做好食物储存

一旦你和新妈妈把宝宝带回家，你可能整天都忙着照顾他们，闲时会赶紧补些睡眠，很少有时间做别的事情，所以做好厨房食物储存非常必要。比如，把易储存的食品放入冰箱，饿时直接从冰箱取出加热一下就可以吃了，这样你就不用担心家人的吃饭问题。

晚期流产与早产

一般来说，怀孕13～28周前发生的妊娠终止叫作晚期流产，28～37周前产下的体重1000～2500克的宝宝，被称为早产儿。早产的原因有很多种，一般是炎症以及感染造成的。早产的主要表现为子宫收缩，从不规律到规律，并伴随着阴道出血和分泌物的产生。如果有以上症状，孕妇应迅速前往医院寻求医生帮助。

帮准妈妈补充维生素

你的妻子还应该吃一些维生素E含量丰富的食品。在小麦胚芽、向日葵油和羊肉里含有比较多的这类物质。羊肉对防止早产也很有帮助。此外，维生素C可以促进伤口快速愈合。如果新妈妈想尽快摆脱各种产后后遗症的困扰并让虚弱的身体恢复起来，可以在怀孕第10个月进一步增加维生素C的摄取量。

做胎教重要的参与者

胎教要坚持到底

到了孕 10 月，准妈妈就要面临分娩了。宝宝马上就要跟你和准妈妈见面，这是多么令人喜悦、振奋的事情啊！可是随着产期的临近，准妈妈也往往越发心里不安，有许多这样那样的忧虑。这时你和准妈妈应该知道，只要胎儿还没有降生，自己肩负的养胎、护胎与胎教的任务就还没有完成。一定要精神振奋，全身心地坚持胎教到最后一个月。在坚持胎教的同时，你和准妈妈也会从中感觉到充实与快乐，对临产前的身心健康都会非常有帮助。

新生儿早知道：怎样给宝宝喂食

宝宝即将诞生，这时的你在紧张兴奋之余，还应该了解一下新生儿的喂养知识，以便胎儿出生后能成为新妈妈的得力助手。

新生儿母乳喂养。因为母乳喂养对新妈妈和婴儿都有利，母乳营养全面，其中含有丰富的免疫成分，非常适合婴儿健康发育。而且，母乳喂养可以增进母子感情，妈妈可以密切关注婴儿的细微变化。在母乳缺乏的情况下，可选择混合喂养或人工喂养。

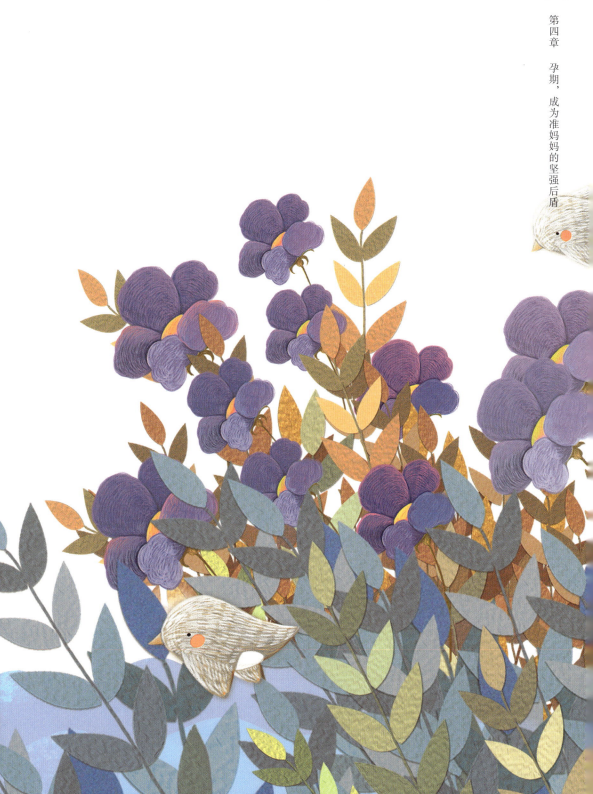

第四章 孕期，成为准妈妈的坚强后盾

第五章

分娩,和最亲爱的人一起迎接新生命

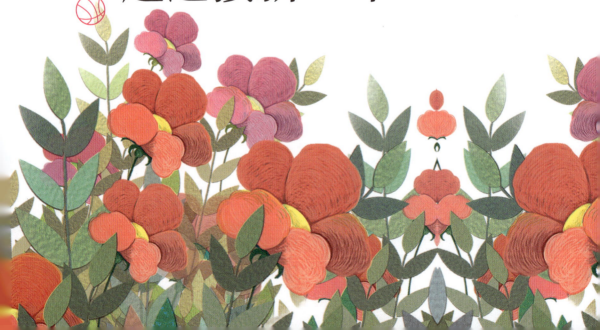

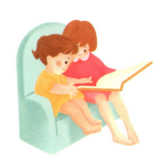

分娩的时刻终于来临了,准爸爸也应该提前了解关于分娩的相关知识,这样才能帮助准妈妈缓解紧张的情绪与生理上的疼痛,陪她共同度过这一时刻。如果这已经是家里的第二个宝宝,那么准爸爸此时也应该注意大宝宝的情绪,心平气和地与他交流,让他学会慢慢接受家里新成员的到来。

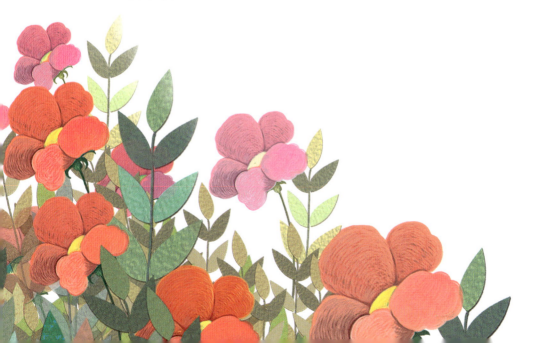

你需要了解的分娩知识

准妈妈马上就要分娩了，这时你如果陪产就能帮她分担分娩的痛苦，享受宝宝出生的快乐，将这个人生中最美妙的时刻永远铭记。陪产之前你需要了解分娩相关的知识，给准妈妈以支持和安慰，想方设法减轻她的疼痛。同时还要和医生积极配合，互相了解、互相信任，在医生与准妈妈之间起协调作用，帮助她尽可能顺产。

哪些因素影响分娩难易程度

影响因素主要有四个：产力、产道、胎儿及产妇的精神心理。如果这四个因素正常，且能相互协调，胎儿顺利分娩的可能性就非常大。

- **产力** 指将胎儿及其附属物从子宫腔内逼出的力量，包括主力和辅力。主力是子宫收缩力，贯穿分娩始末；辅力是腹肌、膈肌和肛提肌收缩力，只出现于在第二、第三产程，协同主力发挥作用。

- **产道** 产道为胎儿娩出的通道，分为骨产道和软产道。骨产道指真骨盆，在分娩过程中骨产道的大小、形状与分娩有着密切关系。软产道是由子宫下段、宫颈、阴道及骨盆底软组织构成的弯曲管道。

- **胎儿** 在分娩过程中，胎儿大小、胎位、是否畸形是决定分娩难易的重要因素之一。

- **产妇的精神心理因素** 分娩虽是生理现象，但产妇精神心理因素也会影响机体内部的平衡、适应力和健康。

产妇选哪种生产方式好

分娩的方式可分为两种：阴道生产和剖宫生产。在正常的状况下，绝大部分医生都会鼓励准妈妈选择阴道自然分娩，这顺应自然的规律，对母婴的生理与心理健康都有益处。决定分娩方式前，医生会通过测量骨盆腔的大小，做胎心监护来评估胎儿的健康状态，通过体格检查和B超检查来估计胎儿的大小、胎位及胎盘位置，综合决定胎儿出生的方式。

两种方式的利弊

一般而言，阴道生产的危险性较小，产后恢复较快、住院时间短、花费少，并可提早建立良好的亲子关系。而剖宫生产需要较复杂的麻醉，手术出血及术后并发症的可能性更大，对产妇的精神与身体方面都会造成创伤。但有剖宫产指征时，剖宫生产可以快速娩出胎儿，降低围产期妈妈与新生儿的死亡率。所以何种分娩方式适合产妇，要看产妇历次的检查情况。如果胎儿大小适中、胎位和胎心率正常、骨盆正常、有良好的子宫收缩，就可以选择自然的阴道分娩。其中任何一项发生问题，则可以考虑剖宫产。

根据产前检查理智决定生产方式

怀孕和生产的过程相当复杂，有许多不确定的因素存在，意外仍会发生，选择分娩方式并不是那么容易，你和妻子应在产前检查和生产中及时发现问题，并与医生做好密切地沟通与配合，采取适当的生产方式，才能达到母婴平安的目的。

Tips:

什么是顺产

怀孕分娩是人类生存繁衍中的一个自然过程，所谓顺产即在生产过程中不需要借助外力而自然生产。但并不是说不需要帮助，确切地说顺产应该是在助产人员帮助下，采用新式助产法，产妇顺利生产，妈妈和新生儿均健康，无并发症。顺产有三个基本条件，即要有足够的产力、正常的骨盆腔和正常胎位且大小适当的胎儿，任何一个条件不具备都不能顺产。当然，有些高危准妈妈，经过恰当的产前检查和处理，也可以实现自然分娩。

自然分娩要做哪些准备

分娩前你和妻子准备得越充分、越周密,越有利于自然分娩。对多数准爸爸、准妈妈来说,从父母、长辈、同事、朋友以及邻居那里都会听到要准备些什么,有时家里的亲人也会帮忙做好准备。但这些往往是"硬件"准备,除此之外,还应做好"软件"的准备工作。

- 你和妻子在孕期了解分娩的相关知识,如看一些生育方面的科普书籍,让妻子去孕妇学校听课,与已经分娩过的妈妈们交谈,与医护人员交流等。

- 陪妻子定期做好产前检查,对她自然分娩的概率有所了解,与医生多交谈、多询问。

- 你与妻子一起练习自然分娩的一些运动,包括拉梅兹呼吸运动、拉梅兹按摩镇痛及一些有助于分娩的辅助肌的锻炼等。

- 你要了解何种情况下必须去医院,认识临产的症状,也可以记下医生的电话,有情况及时询问,以免延误去医院的时机。

- 你要为去医院的路线、交通工具做好准备。医院离家有多远?乘什么交通工具去医院?在上下班时间交通拥挤时,从家大约需多长时间到达医院?最好预先演练一下去医院的路程和时间。另外,还要准备备用方案,以便当第一条路堵塞或交通工具不到位时,也能尽快到达医院。

- 你要预先安排好工作和生活。如请人帮忙料理家务,请同事帮助做一些工作,并事先与领导和同事打好招呼。

哪些情况需要做会阴侧切术

会阴弹性差、阴道口狭小或会阴部有炎症、水肿等情况时，胎儿娩出时难免会发生会阴部严重的撕裂。

胎儿较大，胎头位置不正，再加上产力不强，胎头被阻于会阴，这时必须切开会阴。

如果医生需要用产钳帮助宝宝出生，也需要通过会阴侧切术来获得稍大的空间。

35岁以上的高龄产妇，或者合并有心脏病、妊娠期高血压疾病等高危妊娠时，为了减少产妇的体力消耗，缩短产程，减少分娩对母婴的威胁，当胎头下降到会阴部时，就要实施会阴切开术。

早产时也需要实施会阴侧切术。早产儿虽小，但为了避免损伤娇嫩的胎儿，有必要把会阴切开。另外，早产儿颅骨软，抵御阻力的能力弱，易引起颅内出血，需切开会阴及时娩出。

子宫口已开全，胎头较低，胎儿有明显的缺氧现象，胎儿的心率发生异常变化，或心跳节律不匀，并且羊水混浊或混有胎便时，需要切开会阴。

胎儿在生产过程中的运动规律

在怀孕38周即临盆末期，胎头进入骨盆腔，此时胎儿后脑勺（枕部）与背部，朝向母体左前方或右前方。临产后随着胎头的下降，胎头慢慢内回转，使枕部转向前面、颜面朝后。继续下降，当胎头通过耻骨弧下缘，胎儿就会抬头（仰伸）生出胎头，胎头生出来后，胎头不但要恢复到原来的位置，还继续向侧方转动，使胎儿脸朝左或朝右，这时在助产士的帮助下，生出前肩膀，然后生出后肩膀，胎儿身体与四肢就紧跟着生出了。

助产

在分娩过程中，有各种不确定的因素影响着产程的顺利与否，医生会根据产妇的自身情况采取相应的助产术，一般来说，助产术有下列几种。

- **会阴切开术** 指当胎儿的头快要露出阴道口时，将阴道与肛门之间的软组织，即会阴，实施局部麻醉并用剪刀剪开，使产道口变宽，让胎儿更顺利地产出。在行产钳术和胎头吸引术之前一般都需行会阴切开术。这项助产术几乎有70%的产妇都接受过，其中初产妇的数量高达90%。对于此项手术的实施，医学界褒贬不一，西方发达国家近30年来已慢慢减少此项助产术的使用，对会阴切开术的使用增加了更多的限制。

- **臀助产术** 用于臀位分娩，指臀位胎儿分娩过程中，借助堵臀法、扶着法等，协助胎儿娩出。

- **胎吸助产术** 胎吸助产仅用于头位分娩，在胎头拨露（阴道口可见到胎头）后，由于产力不足或胎儿缺氧，为尽快娩出胎儿，借助胎头吸引器帮助胎儿娩出。

- **产钳术** 产钳是帮助胎儿娩出的良好工具，这是由它的构造特点决定的，它由3部分构成，即产头、产柄和产颈，并有2个弯曲部位，即头弯和盆弯，头弯的弧度适合胎儿头部的大小和弧度，对胎头起到保护作用；盆弯适合产道的弯度，这样有利于娩出胎儿。因此，产钳在目前仍不失为良好的助产工具。

Tips：

过了预产期还没分娩怎么办

有些准妈妈过了预产期还没生产，就会急躁不安，恨不得立即就去医院做引产或剖宫产，其实这是没有必要的。分娩不一定是在预产期那天，在预产期前后2周以内分娩都是正常的。因此，就是推迟了1周左右分娩，也没有太大问题，不过应密切关注胎儿情况，观察胎心和宫缩情况，防止出现胎儿窘迫或胎死宫内的情况，必要时应先住院等待分娩。这时的你要随时做好准备，密切关注妻子的情况，负起丈夫的责任。

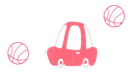

妻子分娩需要你做的事

怎样才能知道妻子临产了呢

在分娩开始前24~48小时，因子宫颈内口附近的胎膜与该处的子宫壁分离，局部毛细血管破裂，准妈妈子宫颈管内原有黏液与少量血液相混流出，称为见红。见红是分娩即将开始的一个可靠征象。但若阴道出血量较多，超过月经量，则不是见红，而是妊娠晚期阴道出血，常因前置胎盘或胎盘早剥引起，应及时就诊。

假宫缩

假宫缩是另一个分娩先兆，其特点为子宫收缩持续时间短且不恒定，间歇时间长且不规律，宫缩强度不增加，常在夜间出现而于清晨消失，宫缩只引起轻微腹胀或自觉腹部发硬，子宫颈管不缩短，子宫颈口扩张不明显，给予镇静剂可抑制这种假宫缩。见红及假宫缩均属临产先兆，提示不久即将临产。准妈妈此时只需做好住院准备，而无须去医院，待到正式临产后再前往医院，以免反复往返，造成疲劳。

临产的标志

临产是分娩过程的起点，通常也是准妈妈需要住院的重要标志之一。临产的标志主要是规律性宫缩，同时伴有子宫颈管展平、子宫颈口扩张及胎头下降。与分娩先兆期的假宫缩不同，临产宫缩的特点为子宫收缩逐渐增强。表现为：

- 下腹部的疼痛越来越强。
- 疼痛间歇越来越短，如每4~5分钟出现1次疼痛。
- 持续的时间越来越长，如每次下腹部疼痛持续30秒钟以上。此时做肛门检查或阴道检查，可发现子宫颈管展平，子宫颈口扩张。

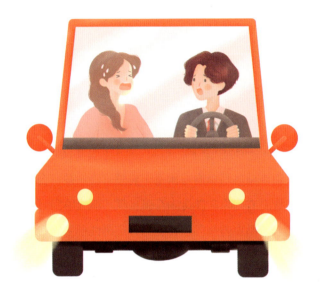

把握入院时间

你或许认为,早点入院岂不更保险一些,这虽然有一定道理,但如果入院太早,时间过长不生孩子,产妇就会精神紧张,也容易疲劳,往往引起滞产;入院太晚,又容易发生意外,危及大人和小孩生命。一般来说,当产妇出现以下征兆后入院比较合适。

✚ **宫缩** 当子宫收缩间隔时间由长逐渐缩短,而且强度不断增加时,5~6分钟腹痛1次,持续30秒以上,应赶紧入院。

✚ **见红** 分娩前24小时内50%的准妈妈常有一些带血的黏液性分泌物从阴道排出,就是见红。这是分娩即将开始的一个可靠征兆,应立即入院。

✚ **破水** 阴道内有清亮液体流出,主要是羊水膜破裂,要早入院。

还有,高危准妈妈应早些入院,以便医生检查和采取措施。

哪种情况应及早住院

出现下列情况之一者，你要及早陪妻子住院。

✚ 若发生胎膜早破，虽未临产也应住院。

✚ 自觉胎动明显异常者（过少或过多）。

✚ 围产检查发现胎心异常，或脐血流异常者。

✚ 产前有阴道出血者。

✚ 有并发症和合并症的准妈妈。如妊娠期高血压、妊娠期糖尿病、妊娠合并心脏病等。

✚ 确诊为前置胎盘，即使不出血也应提早住院。

✚ 已经超过预产期1周，但无任何临产迹象者。

✚ 产前检查发现羊水过多或过少者。

✚ 胎位不正或骨盆狭窄。事先已决定做选择性剖宫产者，应在预产期前1~2周入院。

✚ 双胎妊娠者，应提前1~2周入院。

什么是急产

如果产妇全产程所用时间不到3小时，称为急产。急产并不因生得快对孩子有利，相反，由于产程太短、分娩过急，产道可能会因胎儿急速通过而破裂，胎儿头部也会因来不及适应变形而造成颅内损伤等并发症。另一方面，分娩突然到来，各种准备工作没有到位，以致产妇在家里或者在送往医院的途中分娩，难免发生意外。所以，急产对母婴都是不利的，应当尽量防止急产。

急产的原因与应对

急产常常发生在产力过强、骨盆宽大、胎儿偏小的产妇身上，经产妇也有可能发生急产。所以，预防急产要根据实际，在孕晚期做好准备工作。当出现强烈宫缩时，应毫不迟疑地去医院。医生则会按产妇情况对症处理，必要时也可以用药物抑制宫缩，使产程减慢，从而避免急产发生。

如果妻子分娩时只有你在身边

虽然还没来得及去医院，妻子就开始分娩的这种状况比较少见，但你也应该事先了解一下相关知识，如果真出现只有你在身边的情况才会临危不乱。

- 让妻子尽量保持镇静，你则应迅速找医生或接生员。
- 让妻子用哈气方式呼吸，以防胎儿娩出。
- 在准备和分娩过程中，你要安慰妻子，让她充满信心。
- 如果时间允许，你要用清洁剂或肥皂水清洗她的会阴部，你的双手也应先进行消毒。
- 在妻子臀部下面垫上干净的毛巾和折叠的衣服或枕头，以便使她臀部抬高，有利胎儿肩膀娩出。
- 保持分娩地面干净。
- 当胎儿头部生出后，告知妻子哈气（不是用力），必要时反向压迫，以免胎头生出过快。
- 胎头娩出后，从脖子及下巴轻轻向上挤压，从鼻子部位轻轻向下，以挤出胎儿口腔内的黏液和羊水。
- 接着用双手托住胎头，并轻轻下压，同时要妻子用力，把婴儿肩膀娩出。然后小心把胎头抬高，再把胳膊下半部分娩出。之后，胎儿的其他部位可自然滑出。
- 用干净的衣物把婴儿包住。

- 不要尝试用牵拉脐带方法娩出胎盘。如果在医生到来前胎盘已经娩出，用毛巾把它包住，并放到高于婴儿位置水平，不要把脐带剪掉。
- 在医生到来前，要注意为妻子和婴儿保暖。

到了医院以后你需要做什么

到医院分娩前，产妇还需要接受一系列的检查。这时的她肯定步履蹒跚，并且阵阵疼痛，所以你要在照顾好她的同时，了解相关的检查内容。

产妇进入产房后一般先要进行常规的阴道检查以估计产程进展情况。如果此时胎膜已破，则首先进行阴道窥器检查，了解宫颈管扩张的程度、宫颈管消失的程度以及胎先露的位置。

胎先露

胎先露是指最先进入骨盆入口的胎儿部分，如头、臀、肩等；胎方位即胎先露部的指示点与母体骨盆的关系，如左枕前（LOA）、骶右后（RSP）等。通过检查，医生可明确产妇是否确已破膜，并简要记录以下指标：产力，包括宫缩强度，频率及持续时间；产道、骨盆的测量，软产道有无畸形；胎儿，包括大小、胎位及胎心情况等。

帮助妻子减轻阵痛的方法

陪妻子进入产房后，看着她阵痛的模样，是不是很想帮她做点什么呢？丈夫的陪伴有利于妻子生产时的情绪稳定，此时你可以在妻子腰背附近施以某种程度的强力，上下左右进行按摩或用力压迫肛门，在指压背部及腰部时可使用拇指强力按压，而妻子可以配合你的按摩放松时吸气、指压时吐气。

妻子需要你的支持与安慰

此时你可以给妻子一个拥抱，安慰她，让她别担心害怕。给妻子准备一瓶温水，保证她想喝时能够喝到。研究显示，产妇分娩过程中有人在旁边不断鼓励支持，能够更快、更顺利地完成分娩。

只要医生允许，你应该陪她一起面对

现在有很多医院都开设了居家式产房，允许准爸爸陪妻子分娩。你的陪伴能给妻子带来安全感和信心，帮助她减轻疼痛、缩短产程，提高自然分娩的概率，还能减少产后出血，提高母乳喂养成功率，增进夫妻感情。

Tips：

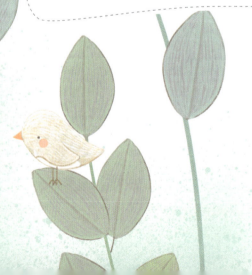

为妻子准备一些食物

临近分娩的时候，由于阵阵发作的宫缩痛会影响产妇的胃口，所以在宫缩间歇期你要帮妻子灵活进食，给她准备的食物以富含糖分、蛋白质、维生素、易消化为好。你可以根据妻子的爱好，挑选蛋糕、面汤、稀饭、肉粥、藕粉、点心、果汁等多样食品，而且，在临产时最好帮她准备几块巧克力。

提前了解陪产知识

医生会提醒你，陪产前去接受医院的产前知识培训和实操练习，为陪产做好心理、技术、知识上的准备，才能进入产房，否则贸然陪产会出现各种难以预料的状况。比如，有些准爸爸没有接受过专门培训，无菌操作观念差，有可能使妻子出现意外感染。

你适合陪产吗

另外，如果你自我感觉心理素质较差，容易惊慌紧张，或者有晕血症状，就不适宜陪产。如果准妈妈依赖性特别强，看见你就撒娇，又或者抓着你哭，这样很容易浪费体力，所以最好也不要陪产。

陪产：一次特殊的经历

在产房陪同妻子分娩，共同见证你们爱情结晶的诞生，会成为你人生当中非常有意义且终生难忘的幸福时刻。虽然有很多的困难，但只要条件允许，你千万不要错过这个机会。

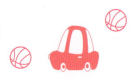

了解分娩进程

分娩一般分为三个产程,如果医生允许你陪产,你每个产程都应参与其中。

第一产程:潜伏期

第一产程又分为潜伏期(宫口开 0~3 厘米)、活跃期(宫口开 4~10 厘米)和活跃后期(宫口开 8~10 厘米)三个阶段。潜伏期是产程中最漫长的过程,一般需要 8~16 时。此时宫缩频率不高、强度不大,不少准妈妈会非常兴奋,在病房里与其他待产妈妈分享心情。你应该让妻子抓紧这段时间好好休息,以保存体力。如果她睡不着,你可以陪她散步、做操或打牌,玩玩她最喜欢的小游戏,其间可以沟通讨论,陪伴妻子做胸式呼吸。

第一产程:活跃期

活跃期一般需要 4~8 小时。此时宫缩加剧,准妈妈往往已疼痛难忍,不太愿意接触人了。此时你要理解她,提醒她放松,不要大喊大叫,做手势提醒她调整呼吸,并可让她听音乐来转移注意力。同时你可以帮她保持嘴唇湿润、补充巧克力等高能量食品,记录宫缩时间,用产前培训课上教的手法为准妈妈按摩,减轻她的疼痛。如果准妈妈没破水,你还可以帮助她变换体位,有助于打开产道、扩张肛提肌,从而增强产力。

第一产程:活跃后期

活跃后期一般最长不超过 2 小时,这时产妇直肠已受到胎儿头部压迫,但宫口未开全又不能用力,急迫的便意会非常难受,认知力会下降,情绪容易失控,不愿意让别人动她,这时你要保持冷静,始终和产妇保持接触,比如,拉着手,在产妇宫缩来时和她一起做呼吸。

第二产程

接下来是第二产程,产妇开始用力冲刺的阶段,此时你应该在产房里充当产妇的"啦啦队",激发她的潜能。有的产妇疼痛时头会左右乱扭,你要提醒她看着自己的手势,集中注意力,一起用憋气呼吸法。当宫缩来临时,你可以大声喊数,鼓励她一口气用到底、每一口气用力时间都比上一口气长,有助于加快第二产程。因为有的产妇憋不住气,频繁换气,到关键时刻没有使劲,胎儿可能又会"缩"回去,浪费了一次宫缩和体力。在宫缩间歇,赶快为准妈妈补充高能量食品,并帮助她保持正确的姿势。

第三产程

到了第三产程,准妈妈已是精疲力竭,不愿意或没力气配合医生,你如果在一旁及时进行心理疏导,可能收到事半功倍的效果。这时准妈妈的子宫有冬瓜般大,胎儿一娩出后,子宫会收缩回椰子大小,之后要经过42天才能完全恢复。宝宝出生后你应及时帮她按摩,促进子宫收缩,减少产后出血,协助宝宝和妻子实现"早接触、早吸吮",让宝宝趴在妻子胸口,刺激她的乳头,可以提高母乳喂养的成功率。

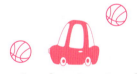

向亲友宣布喜讯

刚刚品尝到初为人父的喜悦,不妨把这个好消息告诉自己的亲朋好友吧。

需要告诉的内容一般包括宝宝的出生时间、性别、身高、体重等,如果名字已经起好,不妨也说出来,最后别忘了告诉母子现在的状况和对大家关心的感谢。

你应该尽量选择一个大家都比较空闲的时间,如中午或者晚上,不要选在工作时间或深更半夜,以免打扰别人的工作和休息。当然,如果是对宝宝翘首以盼的至亲,那当然越早告诉越好。

照顾好家庭的新成员

照料宝宝的办法应该既适合你的家庭，又适合宝宝，你可以从众多的选项中找出最佳答案。在你不断探索并找出可行的、能承受得起的办法的过程中，当你开始与他人共同照顾宝宝时，可能会出现一些争执。如果你们都觉得照顾宝宝的这个办法不错，适合你们，那么，最初的争执将会被信任感取代，同时你不必再为此担忧，并有了一些属于自己的时间，心里也有了一种轻松感。如果照顾宝宝的办法不合适，你、妻子以及宝宝都会感到灰心或心烦意乱。

你的特权

宝宝出生后，你可能要把照看宝宝的任务委托给其他人。因为你常常会遇到许多不容忽视的实际问题，需要去应对，但你有责任确保宝宝安全、幸福、有人好好照顾。不论你把宝宝放在哪里托人照顾，最好清晰、明确地讲明自己的要求，或者写下来，这样就不会有太多的不确定因素，也可以避免误会。你应该尊重照看宝宝的人，明确、真诚地告诉她，你希望她如何照看宝宝，同时也要认可她照看宝宝的方式。记住这一点：照看宝宝的人的资格、能力固然重要，但是你对她是否爱宝宝产生的直觉与印象更为重要。还有一点，就是你每隔一段时间应该重新评估一下对宝宝的日常生活安排是否合适，看看它是否适合宝宝，适合你，适合照看宝宝的人。

面试保姆

大部分保姆是女性。当保姆来面试时，她的性格会给你留下很深的印象。你能感觉到你能否处理好和她的合作关系，她能否和宝宝好好相处。如果你事先准备好了一系列需要解决的问题，面试中就不会错过重要的问题。

制定基本规则

新手父母与保姆之间最重要的是要建立信任。在抚育宝宝方面，夫妻二人要尊重对方的观点。一旦选择了一个保姆，就应该制定出一些基本的规则，并明确讲清希望她如何照看宝宝。

基本规则涉及的问题包括给宝宝喂奶，哄宝宝睡觉，可以给宝宝玩哪些玩具，带宝宝活动，如游泳、每天到户外走一走等。制定基本规则的最好办法是以文字形式写下来，这样你们可以随时参阅一下，并且可以更好地遵守规定。至于你希望保姆如何照顾宝宝，宝宝的作息规律，需要保姆照看宝宝的天数及每天的具体时间，写得越清楚明白越好，但应该避免过于专横。

- 为保姆制定一些准则来指导她照顾宝宝，这有助于在保姆和宝宝之间形成良好的关系。因为在有准则可循的情况下，保姆才能放心地、自然而然地去爱宝宝、照顾宝宝。

- 和保姆商讨一些重要的问题，比如吸烟、饮食、睡眠时间等。

- 对于如何联系你和妻子应给出明确指示，此外还应提供其他一些重要人物的联系方式，比如宝宝的（外）祖父母、你的好朋友、邻居、医生。这样有事时她可以及时与你们联系。

- 列出一些宝宝不舒服或出现紧急情况时，可以参照处理的准则。
- 给保姆一个笔记本，让她记录每天照顾宝宝的基本情况，写明家里出现一些紧急情况时，比如管道设备、电器设备、汽车出现故障时，该如何采取应急措施。
- 明确保姆的职责，比如是否需她做家务活。
- 明确工作时间和休假时间。
- 安排一个时间，你和保姆沟通你对她的要求，并探讨这些安排是否合理。

保姆照顾宝宝的方式

- 问问她照顾宝宝时的想法。喜欢陪宝宝玩耍吗？会唱歌或演奏某种乐器吗？愿意陪宝宝一起游泳吗？
- 如果你不在家里，应事先安排好宝宝的作息时间和玩耍的地方。
- 询问一下她照顾过的宝宝的情况：比如以前照看过几个宝宝，照看过的宝宝多大了等。
- 问问她宝宝应该吃哪些食物，她对待哺乳的态度，她认为哪些食物是健康食物。
- 问问她有关安全方面的知识，应该如何将危险发生的可能性降至最低。若出现紧急情况，该如何处理。
- 问问她该如何约束宝宝睡觉。
- 问问她该如何训练宝宝大小便。
- 也可以问问她记忆中的童年，这会影响她现在照料宝宝的方式。

工资和工作条件

- 商议好工资、假期、加班时间及生病等情况。
- 她每天最长可以工作几个小时？
- 如果你们双方有一方想要终止协议，商量出一个可以接受的期限，双方在此期限之后才可以终止协议。

第五章 分娩，和最亲爱的人一起迎接新生命

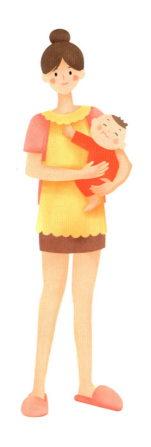

Tips:

面试保姆时应注意以下几点

保姆的背景

- 问问她，宝宝一般会有什么需要，照料宝宝有什么经验。
- 问问她获得了哪些相关资格证书。
- 问问她为什么不做上一份工作了（当然要在合适的情况下问）。
- 看看她的证明书或介绍信。
- 问问她有没有过敏性疾病，或者可能影响工作的其他疾病。
- 问问她会不会在白天工作时吸烟或饮酒。

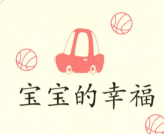

宝宝的幸福

在你选择了让别人帮忙照看宝宝后，你应该让自己尽快适应下来。如果仅在你工作时让别人照看宝宝，要尽量在下班后多陪陪宝宝。你和宝宝会慢慢习惯新环境，并且你们也开始慢慢与照看宝宝的人建立亲密关系。如果你在宝宝旁边，他往往能感受到你的存在。如果你和照看宝宝的人相处得很好，并且相互信任，宝宝也能感受到这种良好的氛围。很多人都听说过保姆伤害宝宝的事情。尽管这类事情是个案，但你也会在别人代你照看宝宝几个星期后，才能确定宝宝是安全的，照看的人是爱他的。如果你对此有疑虑，最好相信自己的直觉。

怎样过渡与宝宝分开的时间

与妈妈相比，宝宝起初对于爸爸的依赖性也许没有那么强烈，但很多宝宝依然会对爸爸的离开非常敏感。如果你的宝宝对你非常依赖，就要试着让宝宝过渡与你分开的时间。当你认为时机成熟时，可以试着离开宝宝，最初是几分钟，以后逐渐延长。告诉宝宝你要走了，一会儿会再回来的。即使他听不懂你说的话，也能听懂你说话的语调。如果你的工作时间和帮你照顾宝宝的人的工作时间都比较灵活，你可以用一两周的时间来过渡，逐步形成你与宝宝分开的那些时间段。

当你和宝宝妈妈走开时，宝宝可能大哭。通常在宝宝6~8个月时，他正经历与你分开后的焦虑期，会哭得更凶。宝宝也需要一些时间才能平静下来。如果在确定宝宝没事之前你没心思去工作，不妨在门外等一等。如果宝宝不哭了，表明已经感受到了爱，心中也有了安全感。大部分宝宝能很快、很好地适应这些变化，会慢慢喜欢与保姆在一起。

与宝宝分开并不是一件坏事

当爸爸妈妈把宝宝交给别人照看时,可能感到心里一阵疼痛,你常常会有这样的焦虑:"宝宝会开心幸福吗?""他会想我吗?""他会因此而生我的气吗?""以后他会不会爱照顾的人比爱我更多一些呢?"事实证明,宝宝不会因此弄不清谁是他的爸爸妈妈的。宝宝可以同时接受你的爱和代你照看的人的爱。最初这可能有点困难,但接受并鼓励照看宝宝的人对宝宝的爱十分有益。因为有了他们之间的爱,你会觉得更容易相信一切都很顺利。代你照看宝宝的人也会成为宝宝生命中一个重要的人,并且可能给宝宝的成长带来许多正面的影响。

Tips:

当宝宝不能很好地适应别人的照顾时

- 想想自己的感受。你和宝宝妈妈做好让宝宝离开你的心理准备了吗?
- 好好考虑宝宝所处的环境是否与其性格相符。例如,可以把外向的宝宝交给其他人照看,内向的宝宝最好自己照顾。
- 给自己、宝宝、保姆适应的时间,必要时大胆地进行调整与改动。
- 考虑宝宝被伤害的可能性。要相信自己的直觉,问问其他刚做父母的人他们宝宝的行为。要留心宝宝身上是否有刺痕、抓痕、青肿或伤痕。
- 如果你发现宝宝看到你离开,就哭得格外厉害;或者一看到你回来,就显得很失望,很不开心,一定要找照看宝宝的人好好谈谈,问问这是怎么回事。这可能表明宝宝生病了,身体有点不舒服,可能照看宝宝的人也注意到了这一点。还有另外一种情况,宝宝不开心和所处环境有关,可能因为与照看的人相处得不好,也可能因为宝宝想念你。有些宝宝更依赖于自己的父母,而非照顾的人,他要经过较长一段时间才能适应其他人的照顾。如果你觉得对宝宝的生活安排得不合理,可以试试其他方法。

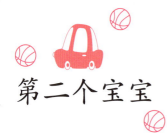

第二个宝宝

当第二个宝宝呱呱坠地的时候,又为这个家庭带来了许多欢乐,你心中的满足感油然而生。然而,最美妙的事莫过于你们和第一个宝宝对他的到来表现出的无限惊喜。兴奋之余,你难免还会有些担心,这完全正常,你可以趁机考虑一下如何给每个家庭成员创造属于自己的时间和天地,满足每个成员的需求。在抚育第二个宝宝方面,你可能受到抚育第一个宝宝经验的影响,改变自己的某些生活方式,但是,这段时期又会出现许多不同的情况。

不一样的旅程

怀第二胎的妈妈常常抱怨自己没有时间好好休息一下,不能像怀头胎时那样纵容自己。一个人既要照顾肚子里的胎儿,又要照料第一个宝宝,确实十分辛苦。解决问题的关键是要注重时间的优劣,而非时间的长短。宝宝妈妈可以试着扩大可以帮忙照料宝宝的朋友、家人圈子,这样你就有时间出去转转了,这种方法同样适用爸爸。虽然妻子怀第一胎时,你全身心地投入,不过,妻子怀第二胎时,你和第一个宝宝待在一起的时间往往会更长些,而与妻子和她肚子里的胎儿待在一起的时间要短些。对夫妻两个人来说,与第一胎相比,从怀第二胎到宝宝出生这段时间似乎是很快的。

亲爱的二胎妈妈

这段时期，对于女性来说，身体状况的好坏取决于原来的健康状况和饮食。即便属于妈妈自己的锻炼时间很少，父母还可以和大宝宝在一起做些简单的活动。比如，让宝宝坐在推车里，推着他散步；或带宝宝参加一些专门为父母和宝宝开设的亲子活动课程。如果你一直过着忙碌的生活，应该有意识地多注意大宝宝和妻子的饮食，合理安排就餐时间和食物种类，以满足这一时期她对维生素和矿物质的需求。

逐渐适应

每次怀孕的经历都不相同。与第一次怀孕相比，第二次怀孕时，你和宝宝妈妈都可以很快适应，处理起各种孕期反应来感觉简单得多。这次准妈妈的肚子比上次大得更早，并且比上次更大，怀孕3个月时，往往看起来像上次怀孕五六个月时。如果妻子有静脉曲张或痔疮史，可能会旧病复发。怀孕期孕妇的皮肤、毛发情况的改变与上次类似。如果妻子在第一次怀孕后曾经历过尿失禁或阴道脱垂，那这次症状可能会更明显，但宝宝出生后会有所恢复。

怀孕期间，很多孕妇感到骨盆关节很不舒服，并且可能引起背部或骨盆疼痛，可以咨询医生如何缓解她的疼痛。这时你要注意帮助妻子调整身体姿势，尤其在提东西或抱小孩时。此外，要保证妻子有充足的锻炼和休息时间。

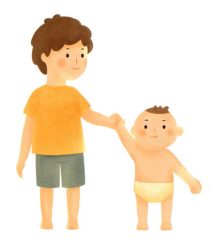

一个大宝宝一个小宝宝

两个宝宝有最佳年龄差距吗

实际上,两个宝宝间并没有所谓的最佳年龄差距,每个年龄差距都有利有弊。不论宝宝们的年龄差距是大是小,每个宝宝都有自己的个性,都会对你为他营造的成长环境、你对他的爱与接纳程度做出回应。

有人认为,两个宝宝年龄差距小于2岁,意味着他们会有更为相似的兴趣和爱好,两个人更能志趣相投。不过,在两个宝宝都很小的时候,你会感到很累,你要一整天地照顾他们,看紧他们,有时晚上也休息不好。也有人认为,等大一点儿的宝宝2岁以后,情况就好多了,你可以把他送去幼儿园,只照顾一个宝宝就简单多了。

大宝宝要当大哥哥大姐姐啦

不管宝宝多大,他都很敏感,通过你说话的语调,就能看出你的心情好坏,并能抓住你说话的要点。不论宝宝1岁、2岁、3岁,还是6岁,当你告诉他将有一个弟弟或妹妹时,他都会有所反应的。他可能兴奋,也可能愤怒或困惑,或是三种心情交织在一起,并且会有相应的行为和举动。他也可能难以理解为什么要等那么长时间才能见到弟弟或妹妹。

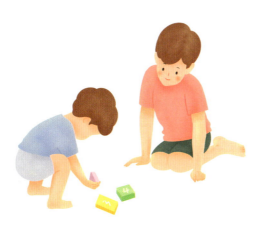

爸爸在陪大宝宝玩积木

与大宝宝对话

当你告诉大宝宝妈妈怀孕后,多与他聊聊他未来的弟弟或妹妹,告诉他"你很快就会有一个弟弟或妹妹了,他会跟你一起玩""妈妈肚子里的宝宝已经迫不及待地想见你了"。如果你热情洋溢地跟大宝宝聊,他会听得津津有味。你可以告诉他"爸爸妈妈又有一个宝宝啦!"如果你已经为肚子里的宝宝想好了名字,那他在出生前就已经成为家庭中有名有姓的一员了。当你和朋友们聊天提到妻子肚子里的宝宝时,如果大宝宝在你身边,不妨说"萨姆的小妹妹",别老说"我的宝宝"。

不能忽视大宝宝

与你肚子里的宝宝相比,大宝宝需要父母更多的关心、照料,不过这是正常的。但大宝宝有时会比较过分,比如尿床,发脾气,有侵略攻击行为,或是老缠着你。这时你和大宝宝待在一起的优质时间更加重要,在他个性形成的这段时间里,你要让他感觉到你爱他、关心他,要经常鼓励他。通常爸爸在第一个宝宝身上花费的时间会越来越多。

大宝宝的反抗期

如果你的大宝宝正处于让人费心的"反抗期",即13个月到3岁的任何一段时间,他会慢慢发现可以接受什么,不能接受什么,应该谁管谁。在大宝宝成长的过程中,你制定的各种规矩及作息安排的推陈出新十分重要。你要喜欢大宝宝温柔的一面,就像一个小天使一样;也要喜欢他性情火热,具有反抗精神的一面。告诉大宝宝,你爱他并不是因为他是个好宝宝,而是因为你爱的是他这个人。当然,如果大宝宝总给你制造麻烦,这也不好。这时你应该亮出家规,告诉大宝宝什么能做,什么不能做。什么是淘气,什么是纪律,不能一直没有明确的概念,必须制定出你们都可以接受的规则。现在就是你重新制定或调整家规的好时机,你们的生活即将面临一些改变。这可以确保每个照看大宝宝的人给大宝宝传递相同的信息,让大宝宝知道你们的忍受程度是相同的。你可以从专为父母开设的课程中得到指导和帮助,也可以征求一下已经有了两个宝宝的爸爸妈妈们的建议。

给大宝宝安全感

当大宝宝进入新的环境中并开始与其他人接触时,常常感到不安全。开始,可以让大宝宝去和其他小朋友一起玩,或者把大宝宝送到托儿所,让他在那里待上一个小时甚至一天。为大宝宝制定一个日常作息时间表,这对他帮助很大,可靠的准则会给大宝宝以安全感,尤其在周围事物发生变化的情况下。此外,自己与妻子也需要固定的吃饭和睡眠时间。

妻子临产

随着预产期一天天临近,你需要与妻子商量并向别人交代某些事情,以确保分娩期间有人照顾大宝宝,这样即使妻子在半夜分娩也不至于乱了手脚。如果你们选择在医院分娩,可以在医院呆24小时到4天,如果妻子或小宝宝需要特殊护理,在医院会呆得更长些。在妈妈呆在医院的这几天里,大宝宝会想念妈妈,这时要想办法消除他的疑虑。这期间,如果照看大宝宝的人是你或他喜欢的人,那就更为容易了,宝宝会比较容易接受。

当大宝宝见到弟弟或妹妹后,可能非常兴奋,并且热切地盼望与小宝宝一起玩,这时不妨问问他想送弟弟或妹妹什么礼物。你也可以为小宝宝买或亲手做些小玩意儿,作为他送给哥哥或姐姐的见面礼。

Tips:

作为爸爸的焦虑

Q:我的第二个宝宝再过8周就要出生了,我既兴奋,又紧张,我担心他的到来会影响我和女儿的关系,担心妻子不能顺利生产,我害怕不能好好照顾这个新生命。

A:你有这样的担心完全可以理解。每个做父母的都有这样那样的疑虑,主要包括时间、金钱、空间三个方面。许多父母担心自己不能像爱第一个宝宝那样去再爱任何人,包括第二个宝宝。实际上,爱是无限的。当你让两个宝宝共同分享你的爱时,会发现每个宝宝得到的爱并没有减少,反而多了。许多父母发现第二个宝宝出生后,对第一个宝宝的爱更深了。在刚生下第二个宝宝后的几天里,你会觉得时间似乎比较紧,忙不过来。为了顺利度过这几天,你可以提前制定一个计划,比如请别人帮忙。由于你已经有了抚育宝宝的经验,这次就会少走弯路,知道该怎样照料宝宝,包括怎样为他换尿布、给他洗澡。

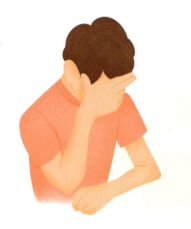

爸爸妈妈的担心

下面是爸爸妈妈们常常担心的事。不过,第二个宝宝一旦出生,你们的许多疑虑就自然而然地消失了。当然,可以的话,最好能在第二个宝宝出生前排解一下心中的疑虑。如果妻子分娩后你仍然担心某些事,可以和亲人、朋友聊聊,让别人帮帮你。

✚ 我想要男(女)孩,可是第一胎是女(男)孩,第二胎会不会又是女(男)孩呢?

✚ 如果我又感到心情沮丧,我自己能妥善处理吗?

✚ 分娩后我们夫妻间的性生活会不会又受到影响呢?

✚ 我还会像上一次一样幸运吗?我们的第二个宝宝会像第一个一样棒吗?

✚ 如果宝宝出生后身体有些缺陷,我该怎么办呢?

✚ 妻子分娩后的几个月里,我正常的睡眠时间又要被打乱了,我还要照顾经常又哭又叫的小宝宝,我能应付吗?

✚ 我没有精力,也没有能力抚养两个宝宝。我讨厌十分卖力地工作,不喜欢过紧巴巴的日子。

✚ 即使是一个宝宝,我都没有足够的时间陪他玩,和他待呆在一起,更别提两个了。

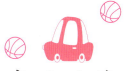

妻子的第二次分娩

许多妈妈盼望第二次分娩能比第一次容易些、顺利些。许多爸爸认为妻子分娩时自己应该陪在她身边,那样心里会感觉舒服些。如果妻子第一次分娩就很顺利,你可能会希望这次和上次差不多,事实很可能如你所想。如果妻子第一次分娩比较困难或难产,那这次可以采取一些措施以降低并发症再次发生的概率,比如在怀孕期间照顾好妻子。大多数女性第二次分娩过程比第一次短些、容易些。

第二次分娩的计划

根据你过去的经历,帮助妻子写出分娩期间的计划和安排。如果妻子分娩后你感到时间安排不过来,并且心理压力很大,感到有些忧虑,这一计划就更加重要了。大家已充分意识到了这一问题,如果你有机会跟妻子聊聊她心中的忧虑,她害怕发生的事,并能提出一些对你们两个人都有好处的建议,就不会因为担心妻子难产而紧张了。助产士、产科医生会指导你的妻子怎么做。第一次分娩的情景总是历历在目,无法从心中抹去,事实上,它对你和妻子的情绪造成的影响已经慢慢消失了。你会想,这毕竟是过去的事了,我仍然盼望着第二个宝宝的到来,这次情况好很多了。

第二次分娩的产程

在第二次及以后的分娩过程中，胎头可能没有先露出来，因为子宫比以前大了。不过，分娩时间如果比预产期晚10天或10天以上，情况就有所不同了。一般来说，第二次分娩过程比第一次短些，并且子宫颈收缩次数也比第一次要少，骨盆韧带、肌肉及阴道组织也比第一次容易舒张得多。但是，如果胎儿比第一个大很多，或胎位不正，不利于分娩，那么分娩过程可能要长些。当然，这些情况比较少见。

子宫收缩可能比第一次更容易，但妻子也可能感觉更疼。如果妻子以前是自然分娩，那第二产程（从胎头分娩至胎儿娩出）要快些，阴道撕裂伤也没第一次严重，伤口愈合更快。

产后身体恢复期

如果妻子第二次分娩比第一次容易很多，特别是不需要缝合伤口时，会惊喜地发现这次生产感觉很好。在产后最初24小时内，一定要确保宝宝妈妈好好休息，让她抱抱刚出生的宝宝，给他喂奶。如果产后妻子需要在医院多待几天，这可是个难得的好机会——妈妈可以好好陪陪小宝宝，这时大宝宝也不会来打扰。在这期间，如果你要待在家里照顾大宝宝，也可能被大宝宝搞得精疲力尽，睡眠不足，并且可能需要更长一段时间才能恢复往常的精力和体力。

与第一次相比，在第二次怀孕、分娩后，骨盆、腹部肌肉和松弛的皮肤需要更长时间才能恢复。生下第二胎后，许多宝宝妈妈发现自己产后身体恢复很好，但却仍然感觉很累，并且这种感觉会持续一段时间。由于宝宝妈妈要全天24小时照顾小宝宝，会感到精力比较差。你应该提前制定一个计划，要让妻子吃好，补充身体需要的各种营养元素。

又有个宝宝的家庭生活

第一个新生命的到来和第二个新生命的到来显然不同。关键之处不在于你是否会溺爱宝宝，而是如何才能既满足自己和妻子的需求，又同时满足两个宝宝的需求。大宝宝的行为及对待弟弟妹妹的方式，都会对你适应新环境（即第二个宝宝的到来）产生巨大的影响。

你们可能刚想舒舒服服地坐下来，好好喂喂小宝宝，刚学走路的大宝宝就跑来捣乱；或者你正与刚学步的大宝宝玩耍时，小宝宝又开始哭闹了。这就是宝宝多的乐趣，也是对你的挑战，你统筹安排时间的技能将经受考验。有时候，你会觉得，就抚养宝宝来说，两个宝宝不等于一个宝宝加一个宝宝，而是 1+1>2。不过，也有人觉得抚养两个宝宝与抚养一个宝宝差不多，甚至更容易些。

宝宝之间的差异

父母们常常惊讶于两个宝宝的差异如此之大，不管是外貌还是性情，他们在宝宝刚出生时，甚至怀孕期间就能注意到这一点。这种差异对每个家庭成员都有好处，你要适应这种差异，关键是在心里真正接受这一点，尊重小宝宝的个性，并认真引导大宝宝健康成长。

随着宝宝一天天长大,两个宝宝会竞相引起你注意与关心。面对两个宝宝,你要学会如何同时做两件事,并揣测宝宝想要什么。这时的你就像一个外交家,要懂得如何同时与两个宝宝相处,不能厚此薄彼。最重要的一点就是记住:每个宝宝都是独立个体,应该为他们留出属于自己的一片天空。类似"你怎么不能像姐姐那样安静一会儿呢?""她从来不会像你一样把自己搞得那么脏!"这样的评论,只会伤害小宝宝的自尊。回想一下大宝宝的成长历程,拿他和小宝宝做比较,你会发觉很有趣。不过,你应该鼓励两个宝宝在各方面的不同表现,这会使你的家庭生活更加丰富多彩。

如果第一胎难产,第二胎也会难产吗

第一胎是第一胎,第二胎是第二胎,并不能由第一胎分娩过程预测第二胎。一般来说,第一胎难产较为常见,知道这一点爸爸就不用那么担心了。除非第二胎胎儿很大,或胎位异常,否则,分娩过程会比第一次顺利很多。医生可能不必再借助产钳等医疗器械帮助胎儿娩出。据统计,第二次生产比第一次容易,一般胎儿可以不借助产钳等就能顺利娩出。对大多数女性来说,如果第一胎是剖宫产,第二胎一般可以顺产,除非仍有剖宫产的指征。

尽管生第二胎时要借助产钳帮胎儿娩出的概率很小,但还是应提前让妻子做好这方面的准备,以防万一。请记住,除了有过分娩经历外,孕期保持身体健康、增强营养、分娩时采取正确的姿势,都有利于胎儿的顺利娩出。如果第一胎胎儿很大,第二次怀孕期间,应该尽量避免过多摄入高糖饮料和食物,避免胎儿过大。

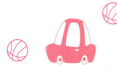

刚出生的小宝宝

自豪、得意的爸爸妈妈，兴奋或忧郁的哥哥姐姐，都会欢迎这个小精灵的到来。在最初的一段时间里，小宝宝需要时间感受你们的爱，这样他才能慢慢接受现实的转变，自己已经不在妈妈肚子里了，已经来到外界了。同时，他会渐渐信任家人。他喜欢看你们所有人的脸，听你们说话、唱歌，并慢慢明白他和你们所有人的关系。小宝宝与哥哥姐姐的关系，完全不同于与爸爸妈妈的关系，但却同样重要。

与小宝宝交流

小宝宝哭闹时，你不再像以前那样担心了，因为你对宝宝的交流方式了解得更多了，你明白哭可能只是宝宝与你们的一种交流。第二个宝宝也很快就会懂得，并不是他想要什么，就能立即得到什么。因此，他一般比哥哥或姐姐更有耐心。但是，如果你总是把小宝宝的需要放在第二位，也会产生不利的影响。不论宝宝多小，如果感到总是没人听得到他的哭声，就会有这样一种感觉：我不值得别人关心、注意。

对小宝宝的期望

有些父母认为，他们原本可以更好地抚育第一个宝宝，对此他们心中难免有些遗憾。因此，第二个宝宝的到来给了他们新的希望，他们决定把在第一个宝宝身上错过的东西补偿给第二个宝宝。有时候，这样做可能比较合适。不过，用同样的方式抚育第二个宝宝可能也没问题。

如果你对第一个宝宝心怀歉意或愧疚，这可能影响抚育第二个宝宝的方式。问问自己，你对自己有什么期望。记住一点：小宝宝的到来又为这个家庭注入了新鲜血液，带来了新的活力。找到适合所有人生活方式的办法就是大家敞开心扉，畅所欲言，听听每个人的需要。

鼓励大宝宝多接触小宝宝

面对刚出生的弟弟或妹妹，哥哥或姐姐普遍的反应是：好奇、爱与关心。这时，你可以鼓励大宝宝去抚摸弟弟或妹妹，看妈妈给小宝宝喂奶，让他和你一起给小宝宝洗澡，帮小宝宝换尿布，帮小宝宝选衣服，并且告诉他，小宝宝很喜欢看着他，也喜欢和他待在一起。如果大宝宝可以帮你提提东西，做些清洁工作，他还会拿着布娃娃或其他玩具模仿你的样子逗小宝宝玩。当你觉得对他们两个比较放心时，不妨走开，让这两个宝宝单独待在一起。他们之间有种特殊的亲情关系，如果没人打扰，两个人会更亲密。

当你们一家人待在一起的时候，可以问问大宝宝是否知道弟弟或妹妹想要什么，这可以培养大宝宝的自尊心，并且有时他会发现一些你没有想到的东西。宝宝之间交流起来更容易些，他们有更多的共同语言。大宝宝往往能判断出弟弟或妹妹是想让你抱，还是饿了想吃奶。

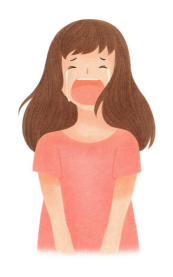

大宝宝嫉妒不开心

嫉妒的大宝宝

上述两个宝宝相处的这段小插曲只是现实生活中的一部分。有的时候，面对你们对小宝宝的关心，大宝宝会生气、嫉妒，并且故意做一些举动引起你们的注意。这时，正在蹒跚学步的大宝宝常常又开始尿床，需要用安抚奶嘴，夜里醒来的次数多了起来，边吃饭边玩耍、想和你们一起睡觉。此外，你还会发现，当大宝宝叫你时，不管是想要喝水还是摔倒了，都恰巧是你在照顾小宝宝最忙碌的时候。

如果你感觉到了大宝宝妒忌弟弟或妹妹，不要为此焦虑，这是一种正常现象。在宝宝看来，你甚至都没问他愿不愿意，他就要被迫与别人共同分享他最爱、最喜欢的人。除此之外，他还会感觉到自己似乎不喜欢这个刚到来的小家伙，这个小家伙取代了自己在家里的地位，现在爸爸妈妈最喜欢的人不是他，而是这个可恶的小家伙。这时，大宝宝难免会将心中的不满发泄出来，可能向你发脾气，或者故意把身上搞得脏兮兮的，可能冲小宝宝大喊大叫，或者故意拍小宝宝，有时把熟睡的小宝宝弄醒，有时拨弄或用手指戳他，或者给小宝宝大人不允许给的东西，像巧克力、面包。在许多家庭中，兄弟姐妹之间的敌对和妒忌可能持续很长时间。

一切都会过去的

大宝宝故意引起你注意的行为，常被误认为是顽皮、淘气。一段时间之后，他的这种行为就比较少了。但是，无论在小宝宝刚学会坐、爬、站立、走路时，还是刚学会说几句像样的话时，大宝宝常常会再次出现这种行为。你可以和大宝宝做个游戏：比如，给他用上尿布，或者喂他吃饭。他还很喜欢听你讲他小时候的故事，当你讲到他过去也曾和小宝宝一样，把吃的故意放到头上时，他会哈哈大笑。有时候，你可能想一个人安静会儿，休息一下，不过最好确保他不会突然打扰你。可以事先心平气和地向他解释，并确保你每天有足够的优质时间和他在一起，这段时间你可以让别人帮忙照顾一下小宝宝。

心平气和地和大宝宝交流

有时候，大宝宝会问你：弟弟或妹妹会离开这个家吗？他会有新的爸爸妈妈吗？他会和爷爷奶奶住在一起吗？这些讨厌的问题可能令你非常恼火。但大宝宝有这些疑问也是正常的，并不能说他心理不健康，你应该鼓励他说出心中的感受，不要憋在心里。作为父母你应该尽量心平气和地去解释这些问题。

尽量不要总是责备大宝宝，少说"你怎么还长不大啊？""别哭了！""怎么这么大了还老让我抱你啊！"之类的话，这些话往往起到相反的作用。许多父母会试着同时搂着两个宝宝，或抱抱两个宝宝，这样会慢慢形成良好的家庭传统，即共同分享快乐，家人间的关系也因此更加亲密和谐。

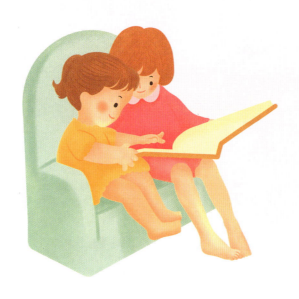

大宝宝给小宝宝讲故事

兄弟姐妹间的爱与敌意

许多父母担心自己的宝宝们不能相互关爱。有时候，这会让他们想起自己小时候的经历，想起当时与兄弟姐妹的关系。你不能采取强制的办法，让宝宝们像好朋友一样。

一般来说，尽管大多数家庭中的宝宝们相处得很好，但或多或少都会有争吵，有些兄弟姐妹间难免有性格冲突，这可能导致两个宝宝相互不满。你应该教育两个宝宝相亲相爱，但也不能管束过严，你可以走开，为宝宝们留些属于他们自己的空间。现在，应该尽你所能帮助两个宝宝找到被重视的感觉。

当两个宝宝玩耍时，你可以静静地站在一边，看着他们，虽然有时你可能忍不住要插手。在这个过程中，在你为他们提供的自由空间里，两个宝宝的性格在慢慢形成，他们之间的同胞关系也在形成。

哥哥姐姐的引导作用

在小宝宝早期认知、学习的过程中,哥哥姐姐发挥着巨大的作用。不管他为小宝宝树立了什么榜样,玩什么游戏,都是小宝宝一个重要的老师。他的引导会让小宝宝受益匪浅。

与爸爸妈妈相比,大宝宝说话更直截了当,让弟弟或妹妹更容易理解,他们也更善于表达,并且对小宝宝不会有过多、过高的期望,他们会接受事物的表面现象,并且通常情况下,他们的保护意识较差。大宝宝的这些特点,对于一个学习、成长过程中的小宝宝来说,是十分有帮助的。小宝宝天生就懂得模仿哥哥姐姐们的表情、动作等。他们可以生活在只属于他们自己的童话世界里,并感到其乐无穷。

两个宝宝会慢慢地出现只属于他们自己的语言,他们可以相互理解——有时候大宝宝会告诉你,弟弟或妹妹为什么笑了。当然,两个宝宝也会有争吵或冲突,尤其在小宝宝学会走路、说话以后。不过,所有的兄弟姐妹间或多或少都会有争吵与冲突。这段时间,对宝宝进行有意义的教育十分重要。你可以教育宝宝们要懂得与别人分享快乐,懂得如何表达自己的观点,学习团队精神,遇到烦心的事时要说出来,并尽快调整好心态。

和两个宝宝睡在一起

当第二个新生命来到你的家时,一种理想的情况就是:不管大宝宝多大,能安安静静地睡一晚上。然而,在许多家庭中,大宝宝在夜间还是会有规律地醒来。除此之外,另一种很常见的情况就是:大宝宝在该睡觉时,开始变得紧张不安,夜间醒来次数多了,容易哭闹以引起你的注意。不要紧张,这些问题会慢慢解决的。

大宝宝的特殊待遇

如果你已为大宝宝制定了日常生活安排表，尽可能按照安排去做。但是，在开始，可以给他一段适应的时间，可以多抱抱他，允许他晚一点睡觉，这样他会感到自己受到了特殊待遇，心里比较满足。如果他没有规律的就寝时间，你可以为小宝宝制定出作息时间，并让大宝宝帮忙做出安排。如果你能得到别人的支持和帮助，安排宝宝们的睡觉时间就会容易些。你最好能给大宝宝读些幼儿读物，这样妈妈就可以专心给小宝宝喂奶，或哄他入睡。

新生活

几乎所有父母都认为，宝宝刚出生后一段时间比较难熬。虽然这种情况在第二胎时比第一胎好些，但要适应各方面的变化并不容易。如果两个宝宝都想全部占有你，占有你所有的时间，你会感到不安，感到很累，但同时你也会得到很多，看着两个宝宝在一起玩儿会令你欣慰。大宝宝的某些感性认识、有趣的建议、让你捧腹大笑的帮忙，都会令你惊喜不已；小宝宝的聪明机灵，惊人的学习与模仿能力，也会令你瞠目结舌。

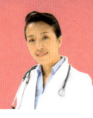

专家 面对面

Q: 我觉得很沮丧，我想对于宝宝来说，我不是个好爸爸，我该怎么办？

A: 你的这种感觉很正常，很多人都经历过是否有能力做个好父亲的困惑。如果你能确保与宝宝共享优质时间，就会乐在其中，并感觉非常好。而且当你知道他也很好的时候，自己会更放松。

你的这种担忧是毫无根据的，但是却非常有必要查找一下让你沮丧的原因，并且想出能增强你为人父的乐趣的办法。如果你是一个在事业上很有成就的人，觉得照顾宝宝很难，当你不知道所有问题出在哪的时候，会有一种挫败感。当你感到被妻子排除在外的时候，就会产生内在的压力。这会让你回忆起自己的童年，如果你感到不安全或者不高兴，就会设想宝宝和你有一样的感受，或者猜测宝宝会像你看待父亲那样看待你。这是个回忆过去的好机会，你也有机会与父母谈自己小的时候是什么样。如果你感到被支持，就会感到被爱，从而释放出所有对宝宝的期望。总之，此时怀疑、期待以及不确定充斥着你的情感世界。

A: 如果你很容易忘记到外面吸烟，而是在屋里吸烟，被动的二手烟对宝宝的影响很大。宝宝吸入的越多，受到的伤害就越大。所以如果不能彻底避免也请一定要到室外吸烟；当然，这也许是你永远戒掉烟瘾的好机会。

Q: 如果我们在屋外吸烟，烟味会留在我们的衣服上吗？这会对宝宝有伤害吗？

Q: 我总是哄不好哭闹的宝宝，每次妻子都不得不放下她手中的事情接过宝宝安慰他，我该怎么样才能处理好这种事情呢？

A: 生活中难免会有一些导火线，一旦触及，你和妻子之间的大战就爆发了。你要明白，这种"战争"只会消耗你俩的精力，使你们更加疲惫不堪，生活也更加烦乱，因此，应该尽量避免生活中的导火线。可以通过坦诚交流的方式，一起讨论宝宝又取得了哪些进步，以及你们共同关心和感兴趣的问题，并多设身处地地为对方想想，这样才能更客观地对待问题，减少"战争"的发生。当出现心情烦乱的时候，应该先把精力放在考虑哪些是现在需要干的，而不是找出气筒来发泄情绪，到晚上的时候再和对方交流、分享看法和感受。如果这种方式能给你的家庭带来一种轻松和谐的气氛，你们的宝宝也会被这种气氛所感染，并且很快就能快乐轻松起来。

Q：现在我的宝宝看上去非常强壮了。当我把他往上抛，在空中抓住他，让他在我腿上弹跳或抱着他在我手臂上飞来飞去的时候，他会非常喜欢。每次我这么做的时候，妻子都会担心或感到厌烦，但是宝宝能够接受，是吧？

A：宝宝肯定大部分能接受，只要爸爸不摔着宝宝或者不突然猛拉宝宝，这能发展瞬间反应和在空间的自我敏锐感觉。很多宝宝看上去很喜欢可怕的瞬间失重感，在父母做的过山车似的运动时，宝宝可以向上伸手，然后向下降。因此，要小心低天棚、电灯装备和宝宝乱动的手，而且不要让宝宝总玩这种游戏。一个有趣的社会学方面的观察是，女婴很少接受这种身体游戏，这可能是对她们运动技巧细微落后和自我空间感的一个解释——她们两三岁的时候喜欢玩游戏。

A：有些宝宝一旦意识到自己可以活动，就会变得让人难以相信地扭动身体并且非常独立。一方面，这是成长发育的一部分，你会变得自由，不再需要走到哪里都必须带着宝宝。另一方面，你可能怀念之前的那种亲密感。有些在自己家里缺少身体接触或者亲近和信任关系的妈妈会变得对自己宝宝的亲近十分上瘾。

Q：我的宝宝不喜欢我抱着他，他是不喜欢我吗？

对于让宝宝放心、陪同宝宝，在宝宝哭的时候给一个拥抱，以及领着宝宝一起做游戏，有妈妈在场仍然很重要，能够确保一切都安全——因为有探索性的宝宝总是离麻烦不远。你可能是宝宝最有价值的朋友，对你的信任是他不断成长的自信的基础。他扭动身体的阶段可能很快就会过去，也可能要持续几个月的时间。如果你想继续保持与宝宝之间的碰触，可以试试按摩（按摩的时候宝宝也会乱动）、游泳和儿童体操。如果宝宝脾气不好而且所有的碰触都让他脾气更坏，要请医生检查宝宝的健康和成长状况。

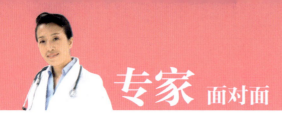

专家 面对面

Q：我妻子好像非常粘我们的孩子，我也喜欢跟宝宝在一起，但是却没有时间跟他在一起，我该怎么办呢？

A：这种情况下，你需要安排一下跟宝宝在一起的时间。首先，要与妻子外出做她喜欢的事情，同时需要告诉妻子你也喜欢跟宝宝有更多的接触，有更多的时间在一起，尽量不要责备妻子，不要注意这种粘人情况，要花时间听她的想法。如果你让妻子教自己一些基本的技巧，让宝宝离开她的怀抱对她来说可能感觉更好一些。

宝宝可能也要花时间才能习惯跟你在一起，尤其是当宝宝总跟妈妈在一起时。但如果你定期跟宝宝在一起，宝宝会逐渐变得放松，你可以发展和宝宝之间的特殊关系。你可能发现界定时间、空间以及感觉方式的分界线是家庭生活的中心。

Q：宝宝出生以后，我总觉得压力很大，我该怎么做才能让自己放松一点？

A：如果这是你第一次当爸爸，压力大是很正常的事情。即使有几个孩子的爸爸，当宝宝出生时，他也会有这种紧张的感觉。在宝宝出生以前，你无法预见照顾宝宝需要多少时间，不知道每天会过得怎么样，不知道将失去多少私人时间，这一切都很难想象。宝宝出生后，你会觉得你只是一味地付出，却没有收获，而且还会因为有很多新东西要学，而变得优柔寡断、犹豫不决，这些都是正常的。要相信，一切都会好起来的，你将再次拥有自己的空间和时间。在宝宝出生以前对生活的各种期望，都可能是造成你现在压力大的原因之一，因此，不要花很多时间思考生活应该是怎么样的，你只要过好每一天就可以了。多和其他爸爸妈妈交流碰到的困难，对减轻压力也会有好处。